男人養腎 女人養肝

養生男女有別，健康不分彼此！
現代夫妻攜手活力到老的生活保健書

男人養好腎，精力充沛、頭腦清晰，家庭事業全面啟動！
女人護好肝，氣色紅润、心情愉悅，美麗健康一次搞定！

胡維勤中醫師 編著

序言——都會男女的幸福養生方

胡維勤中醫師

如同萬丈高樓平地起需要堅實的地基一樣，幸福的生活也需要持久的支撐點——健康。試想，一個身體不健康的人，每天一副精神萎靡的樣子，或是面露憔悴之色，或是滿身的病症、病狀、病態……怎麼可能談得上幸福呢？為了健康，為了提高生命、生活品質，我們一定要採取有效的方法，維護自己的健康。但是在特定的年齡框架下，男女養生的重點又有所區別。在中醫看來，男性和女性的養生方法略有不同，民間有句話叫「男怕傷肝，女怕傷腎」，實際上這句話要反過來說才對。也就是說，男人需要養腎，而女人呢，則需要養肝。

為什麼肝臟對於女性來說比較重要呢？與男性不同的是，女性為陰柔之體，一生以血為重，由於行經耗血，妊娠血聚養胎，分娩出血等，無不涉及於血，所以女性體內氣血的特點經常處於「氣常有餘，血常不足」的狀態。肝臟有儲藏血液和調節血量的功能，所以女性在生理上要以肝血為中心。中醫早有「女子以血為本，以肝為先天」之說，而在最近的流行病學調查中，從女大學生、女上班族到更年期女性，她們之中處於亞健康的人數比例頗高，其症狀多表現為情緒的焦慮、憂鬱、煩躁、睡眠障礙等各種慢性心理壓力症狀，以及月經的異常。這些與中醫的肝藏血、疏泄失司，致氣機不暢、情志不舒有著一脈相承的關係。所以只要保護好肝臟，就能讓女性生活得更加快樂健康。

對於男性來說，養腎則比養肝重要。為什麼這麼說呢？這主要與男人的生理有關。男性的腺、性、精、育都與腎精有著密切的關係。「腺」指的是睪丸、附睪、精囊腺、前列腺等男性生殖系統。睪丸、附睪古稱「腎子」，腎陰不足，或腎陽虛微，氣不運水，就有可能發生癃閉及水疝。精囊腺、前列腺則屬於「精室」範疇。《中西匯通醫經精義・下卷》云：「女子之胞，男子為精室，乃血氣交會，化精成胎之所，最為緊要。」精室貯藏精液，決定人的生育繁衍。男子從十六歲開始，「腎氣盛，天癸至，精氣溢瀉」，這時就會出現遺精、洩精。精子正常，男子才能繁衍後代。如果「天癸竭，精少，腎臟衰」，這個男人的生育能力也就喪失了。「性」與腎精關係也很密切，所以腎精虧虛的人往往也會出現性功能障礙。可見，腎精與男人的一生都有著密切的關係，養生的重點也在於養腎。

本書從中醫角度的「肝腎」兩大系統著手，全面解釋腎對男人、肝對女人生理、心理健康的決定性作用。同時，結合男女生理的不同特點，以及當今社會都市男人女人不同的生活方式、飲食習慣，以食療、經絡養生等角度，提出了簡便易行的養生方法，幫助都市男女解決困擾自己的健康問題。

相信本書的問世，定能為都市男女的健康養生之路指點迷津。

目次

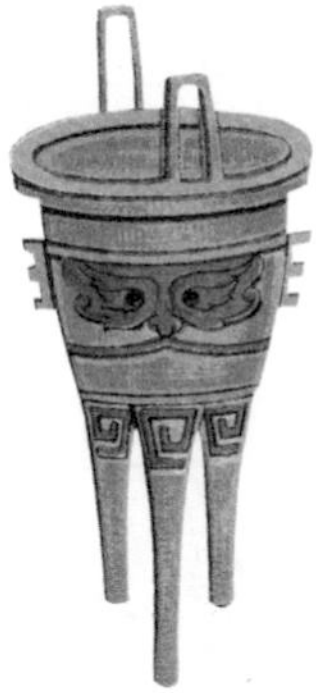

第五章 吃出來的強腎方——食療是養腎的瑰寶

第八章 肝有問題病災多，女性肝疾的調理與保健 257

第十章　命好不如習慣好，養肝要拒絕壞習慣

上篇

男人養腎

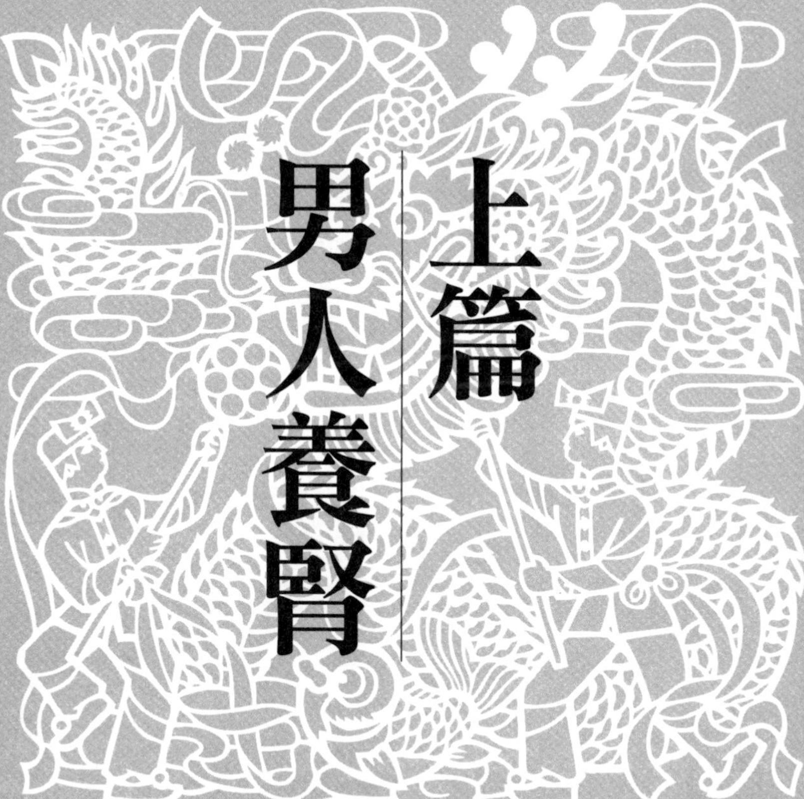

第一章

健康的腎，彰顯健康的男人

很多男人聽到「男人四十一條龍」而沾沾自喜，但男人四十歲可謂有得有失。一方面，經過歲月的洗禮，四十歲的男人經濟上豐裕，品性上也更成熟、包容，更有魅力。但另一方面，他們在工作、家庭的種種壓力下，也給身體帶來了各種隱患，致使他們的身體反而像一條蟲一樣脆弱，禁不起風雨。古人講：「男子以精為本，女子以血為本。」男子的生理特點主要是生精與排精，大凡欲生育，腎精必先強盛，精氣溢瀉，才能有子。而男子第二性徵發育，天癸之至、竭、性欲，也都與腎精有著密切的關係。腎精衰竭，男性不但會出現性功能障礙，也無法延續子嗣。所以對於男人來說，保持腎精的充盛是很有必要的。這就要求我們在生活中，要能解讀腎精不足所釋放的信號，才能防患於未然，將疾病消滅在萌芽狀態之中。

男人要「性」福，腎氣須旺盛

現在很多男人開始重視自己的腎，是從意識到腎和性之間有著密切的關係開始的。確實，這是關係到命根子的問題，不是一件小事，自然不可等閒視之。甚至很多人一聽說某些人腎虛，馬上就直接聯想認為這個人性功能有障礙。這種想法雖然有失偏頗，但是腎和性以及人的生殖繁衍之間確實是有著密切的關係。

那麼腎和性之間到底有著怎樣的關係呢？我們說「腎主藏精」，裡面封藏著生命的基本物質——先天之精。先天之精是稟受於父母的生殖之精，它是構成胚胎發育的原始物質，具有生殖、繁衍後代的基本功能。在胎兒離開母體後，這精就藏於腎，成為腎精的一部分，它是代代相傳、繁殖、生育的物質基礎。《黃帝內經》中說：「丈夫……二八，腎氣盛，天癸至，精氣溢瀉，陰陽和，故能有子。」就是說男子十六歲時，腎氣旺盛，天癸產生，精氣滿溢而能外瀉，兩性交合，就能生育子女。這裡非常直接的告訴我們，男子腎氣的強盛是性生活和繁衍後代的基礎。

其實我們也可以從生活的經驗中，體會到腎與性的直接聯繫。有的男子一看到美女，就會嚥口水，這是一種性興奮的表現，這叫做「心感於外，（腎）精搖於內」。進一步來說，當人處於更亢奮的性興奮狀態的時候，一方面會大喘粗氣，一方面會口乾，等興奮過去之後往往感覺口渴。其實從「嚥口水」、「口乾」這一個外在表現來看，也說明了腎與性行為有著直接的關係。中醫認為「腎主水」，男人性興奮的時候就要消耗腎氣，生成精液，這就要調用身體大量的能量和水，因此從外面表現出來，就是喘粗氣、咽乾。

此外，性生活過度的人，往往會表現出腰痛。因為過度的性生活，會導致腎虛。而「腰為腎之府」，腎就在我們的腰上，所以腰痛就是腎虛的信號。

雖然腎是先天之本，藏精的府庫，損精會傷腎，傷腎會傷身，傷身就會導致多病和短壽，但是這並不是要我們杜絕性事，而是要講求合理和節制。孔子說：「食色，性也。」聖人都不避諱談性，而把它看作人的本性、上天的恩賜。要保護好腎，我們要做的就是不亂性傷腎，要適可而止。

現在很多男人都非常羨慕古代的皇帝，一個人擁有後宮嬪妃三千，而且每個都是千挑萬選的佳麗。然而，皇帝也為他們酒池肉林的糜爛生活，付出了沉重的代價。據統計，中國歷史上超過半數的皇帝不到四十歲就駕崩了。這些人絕大部分死在二十至四十歲青壯年時期，可以說這和他們縱欲無度的後宮生活是分不開的。

我們知道，一個家庭想要變得越來越富有，就要懂得「開源節流」的持家策略。對於我們的身體也是這個道理，如果說不放縱性生活是「節流」的話，那「開源」就是要知道如何補腎。腎是我們身體的倉庫，只有源源不斷的補充，才能腎精充盈，腎氣旺盛。腎好了，那些困擾男人的性功能和生殖方面的病症，如男子的陽痿、早洩、遺精、不育等問題，才不會發生在你身上。只有腎好了，性和生殖才好。

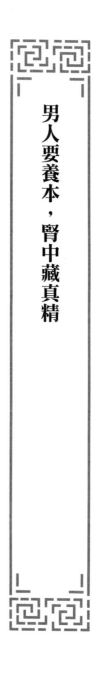

男人要養本，腎中藏真精

中國的男人多少都懂得一些體現中國智慧的權謀之術，而中國歷史上一些英雄人物都是非常懂得「藏」的。不管是諸葛亮的臥於南陽，以待明主；還是劉備的藏巧於拙，大智若愚；還是越王勾踐的臥薪嚐膽，養精蓄銳，可以說都展現了中國男人大智大勇的「藏」之智慧。

其實，這種「藏」的智慧，不需要訪求名師才能學到，我們身體裡就有這種智慧。它就是腎臟——我們身體裡藏精的「倉庫」。《素問．六節臟象論》說：「腎者，主蟄，封藏之本，精之處也。」「蟄」是什麼意思呢？《說文解字注》中說：「蟄，藏也。藏者，善也。善必自隱，凡蟲之伏為蟄。」所以，腎就像蟲子冬眠似的，把身體中的物質封藏起來，以備來時之需。

那腎藏的是什麼東西呢？前面我們已經提到，腎是「精之所處」，所以收藏的就是「精」。「精」又是什麼呢？有的人認為它是指男性的精子，這樣理解是很片面的。精，中醫學認為是構成人體和維持人體生命活動的基本物質之一，它和「氣、神」都是生命的根本。可能現代人覺得這比較抽象，難於理解，具體來說腎中之精包括「先天之精」和「後天之精」。

先天之精，來源於父母的生殖之精，也就是構成人體胚胎發育的原始物質，具有生殖、繁衍後代的作用，所以又稱為「生殖之精」。先天之精對男人的重要性，我想大家都懂，傳宗接代主要靠它。

後天之精來源於人出生以後，機體從飲食中攝取的營養成分，以及臟腑生理活動過程中化生的精微物質經自身代謝平衡後的剩餘部分。就像《素問・上古天真論》所說的：「腎者主水，受五臟六腑之精而藏之。故五臟盛，乃能瀉。」也就是說，五臟六腑之精用之有餘，都歸藏於腎，儲藏起來。等到五臟六腑之精不夠用的時候，腎臟又可以提供它們所需要的精氣。腎臟的這種作用是其它四臟所沒有的，所以五臟之中腎主藏精。

「先天之精」和「後天之精」，兩者相互依存，相互為用。先天之精須賴後天之精的不斷培育和補充，才能充分發揮其生理效應；後天之精須賴先天之精的活力資助，才能不斷攝入和化生。兩者在腎中密切結合組成腎中精氣，以維持機體的生命活動和生殖能力。

腎的封藏功能對生命來說有著怎樣的意義呢？我們先來看自然界中的一個例子。我們都知道，駱駝有著驚人的耐饑渴的本領，是人們在沙漠中得力的交通工具，因此有著「沙漠之舟」的美稱。它能在廣袤的沙漠中行走而不吃不喝達兩個星期之久。這是因為駱駝背上的駝峰是它天然的倉庫，可以存儲能量和水。正是這個倉庫使得駱駝具備了頑強的生命力，在沙漠中生存下來。

從上面的例子我們可以看出，儲藏的能力，一定程度上代表了生命力。而腎所儲藏的是人體更加本質的東西「精」，其意義就更加重大了。

我們每天的工作和生活，都要不斷的消耗我們身體中的生命物質。但是我們自身的生命物質是有限的，因此需要不斷的從外界得到補充，這就是為什麼我們每天要吃飯喝水。但是大多數時候，我們從食物中吸收的營養物質，不是馬上被用於消耗，而是需要先儲藏起來，等到需要的時候再用。因此腎便肩負起了我們的身體中倉儲的使命，存儲我們生命中最重要的「精氣」。

腎的儲藏功能是非常重要的，因為腎精充足則生命旺盛，腎精虧虛，則生命衰殘。這就好比一個人的銀行帳戶，裡面有多少錢就表示這個人有多麼富有，同樣一個人腎的狀況也可以衡量一個人的生命是不是富足。

要成為一個生命富足的人，就要懂得養腎，該用的時候才用，該藏的時候就要藏，做到「惜精如命，養腎不止」。現代很多男人的生活習慣可以說是對比金子還貴的腎精，揮霍無度，比如酗酒、通宵玩樂，這都是在消耗腎精，透支生命。

腎是生命的根本，男人有好的腎，就有好的命。人人都要面對生、老、病、死，但是擁有強大的腎，就可以讓你生而強健，老而彌堅，病時逢凶化吉，得享天年之命。

男人要長壽，養腎是關鍵

中國歷史上的皇帝有享用不盡的榮華和美色，但是他們大多數的壽命都不長。

秦始皇是我們耳熟能詳的一位皇帝，他掃滅六國、統一中國，因而被後世稱為「千古一帝」。雖然他成了中國有史以來的第一位皇帝，權傾天下，想要什麼就有什麼，可是他也有一件害怕的事，那就是怕死。於是他請術士來煉製丹藥，期望吃了可以延年益壽，並且派方士徐福出海訪仙，尋求長生不老藥。但是，最終他還是不到五十歲就死在了出巡的路上。

與秦始皇形成鮮明對比的是清朝的乾隆皇帝。他在位六十年，活到八十九歲，是歷代皇帝中壽命最長的一個。他經歷了康熙、雍正、乾隆、嘉慶四個朝代，享受了七代同堂的天倫之樂。

為什麼在普遍短命的皇帝之中，乾隆能獨顯高壽呢？原來乾隆非常注重養腎。在他的養生秘訣之中，就有「十常四勿」，而「四勿」中包括「飲勿醉，色勿迷」，就是不迷戀酒色。我們常說酒和色都是非常傷腎的。乾隆作為天子，可以說是富甲天下，美酒盈倉，後宮又有三千佳麗。在這樣的環境中，能做到不醉酒、不迷色，可以說是非常難得的，這是他有別於短命皇帝的一個方面。另一方面，他還非常注重補腎壯陽。據《乾隆醫案》記載，乾隆帝最愛喝的養生藥酒為龜齡酒和松齡太平春酒，其中所配的幾十種中藥是補腎壯陽、興起活血、祛病強身的良藥。直到今天，這些配方還被補腎者不斷的效法。

所以，男人要長壽就得像乾隆一樣，學會養腎。為什麼養腎可以長壽呢？這得從腎的功用說起。

首先，腎好生病的機會就少。在中醫看來，腎裡面藏著先天之精，是人體的生命之源，腎精化腎氣，腎氣又分陰陽。我們身體中陰陽的平衡是十分重要的，是健康的基礎。反之，如果陰陽失衡了就會生病。這怎麼理解呢？比如，我們身體中有水和火，在自然界的陰陽屬性中，水是屬陰，火屬陽。如果水過多，就會導致消化不良、腹脹、水腫等病，而如果火過旺就會上火、心情煩悶等。但是腎裡面存儲著陰陽之氣，當陰陽失衡的時候，腎陰與腎陽能促進和協調全身臟腑的陰陽平衡，所以腎又稱為「五臟陰陽之本」。所以一個少生病的人一般就會長壽，就好比是一部機器，磨損得少，自然就使用壽命就長。

另外，人的生、長、壯、老都與腎氣的強弱有關。對此，《黃帝內經》中有明確的記載：「丈夫，八歲腎氣實，髮長齒更。二八，腎氣盛，天癸至，精氣溢瀉，陰陽和，故能有子。三八，腎氣平均……五八，腎氣衰……八八，天癸竭，精少，腎藏衰，形體皆極，則齒髮去。」這裡我們可以看到，人一生身體的盛衰是受腎氣主導的。人體隨著腎氣的成長而發育成熟，隨著腎氣的減退而衰老。人的一生中身體最強、精力最旺的時期也是腎氣最充沛的時期。所以說，腎動力強則體力壯、精力旺，二者密切相關。《黃帝內經》說，其根本原因是「腎者主水，受五臟六腑之精而藏之」。水是生命之源，精是生命之本，可以說腎掌握著我們生命的命門。如此一來，腎氣盛人就可以長壽，腎氣衰則人命短。

我們可以追求長壽，但是不能像秦始皇那樣妄求「長生不老」，中國古人講求的長壽的福氣是「終其天年」。「天年」就是自然的年齡，就是所謂的壽終正寢。對於天年，古代養生家、醫家認為是在一百歲到一百二十歲之間。比如《素問．上古天真論》說：「盡終其天年，度百歲乃去。」《尚書・洪範篇》中說：「壽、百二十歲也。」而現代科學運用生長期測算法，認為人的自然壽命應當為一百歲至一百七十五歲。所以，不上一百歲就不能算是「終其天年」。

但是，活到「天年」，並不是我們什麼都不做，自然而然就可以了。因為一個人的遺傳對長壽的影響只占到百分之十幾，而百分之八十的長壽都是靠後天養出來的。因此，要想長壽，養腎是關鍵。

我們現在生活的時代，節奏快，競爭激烈，勞累過度，精神壓力增大，體力、精力消耗過多，必然導致腎虧，以至於未老先衰的情況比比皆是。許多人為了在競爭中處於上風，報各種補習班，拿各種證書，花血本給自己充電加油，卻忘了身體才是「打拼」的本錢。現在經常有新聞報導某某知名企業的員工發生猝死、過勞死等狀況。

最後提醒在各行各業中奮鬥的男同胞們，在人生的馬拉松中，一時的領先不是最重要的，重要的是是否跑到了最後。那麼，請從現在開始關注你的身體，關心你的腎。

腎主骨生髓，使男人強健聰明

中國有「諱疾忌醫」的典故，是說名醫扁鵲，有一次去見蔡桓公，見他有病還在皮膚的紋理之間，於是告訴他要治療。桓公說自己沒病，反而嘲笑扁鵲喜歡治沒有病的人當作自己的功勞。十天以後，扁鵲又去見桓公，說他的病已經發展到肌肉裡，如果不治，還會加重。桓公不理睬他。再過十天說病到了腸胃，桓公還是不理睬。又過了十天，扁鵲去見桓公時，對他望了一眼就走。桓公覺得奇怪，於是派人去問。扁鵲說，病已經到了骨髓，是司命所掌管的事了，我也沒有辦法了。五天以後，桓公渾身疼痛，不久就死掉了。

大家對這個故事都很熟悉，這裡不是要教導大家不要諱疾忌醫，這個道理大家都懂了。而是要大家看到，一個人如果病入骨髓就基本沒治了，所以骨和骨髓對身體是非常重要的。

特別是男人，有好的骨骼才能有強壯的身體，要不然中國式硬漢怎麼會被稱為「鐵骨錚錚」的漢子呢？骨骼是人的身體中最堅硬的部分，有支撐整個身體的作用，沒它我們就會垮下來，寸步難行。所以，通常我們會用「骨」來形容一個人的意志，比如對意志堅定的人會說「有骨氣」；意志軟弱則會稱為「軟骨頭」。可見有強健的骨骼，才有強壯的身體，乃至更好的精神面貌。

而骨髓可以說是我們身體中最柔軟的部分。有意思的是，最硬的骨頭和最軟的骨髓之間，卻是你中有我、我中有你的依存關係。一方面骨頭保護著骨髓，使它幾乎不可能被傷到，另一方面，骨髓就像骨骼的營養液一樣，為它提供原料和養分。

其實，骨骼和骨髓都和我們的腎關係密切。《素問．痿論》說：「腎主身之骨髓。」《醫經精義》則說：「骨內有髓、骨者髓所生……腎藏精，精生髓，故骨者，腎之所合也。」因為腎主五臟之精，是生命的根本，而骨髓也是身體的精華，所以骨髓由腎精所生也是情理之中，因此我們才有了「精髓」的說法。進一步來看，骨骼的營養來源於骨髓，而骨髓是由腎精所化生的。所以腎精充足，骨髓才會充足，骨骼的營養才會充足，骨骼才會強壯。

腎和骨骼的關係從牙齒就可以反映出來。牙齒是我們身上唯一顯露在外面的骨頭，所以一般從一個人牙齒的狀況就可以判斷他腎的情況。《醫學入門》中說：「腎充則齒固，腎衰則齒豁。」「豁」字的意思是破缺疏散，表明牙齒和腎的密切的關係。比如有的人牙齒很容易鬆動，這就是腎虛的表現。而老年人因為腎氣衰弱了，牙齒也會脫落，直到掉光。反過來，中國人很早就發現了早晚「叩齒」是一個可以增強腎氣、延年益壽的運動。

有了對腎和骨關係的理解，我們會發現很多跟骨骼有關的疾病都是和腎虛有關的。比如老年人骨質疏鬆、骨折、腰骨痛等。對於這些疾病，很多人選擇大瓶大瓶的吃鈣片或者喝骨頭湯補鈣，其實補腎才是根本。

男人光有健康的身體還是不夠的，還要有大智慧。因為在現代這個知識和資訊的社會，要跟上時代的步伐，每天都要接觸大量的資訊，報紙啦、電視啦、手機啦、電腦啦，各種知識向我們湧過來，接受起來很傷腦力，進而導致頭痛、失眠、神經衰弱、記憶力減退等症。那怎麼辦呢？需要補腦。《靈樞．海論》說：「腦為髓之海」，腦髓是我們身上最大的骨髓。而骨髓又是從腎精而來的，所以上面出現的各種症狀都與腎虛有關，因為腎虛了，腎精不足，就無法生成足夠的骨髓，腦髓不夠，大腦也就得不到足夠的滋養了。所以透過補腎可以解決因為過度用腦引起的疾病。

可見，補腎不是一件簡單的事情，還牽涉到我們骨髓的充盈和骨骼的強健。而骨骼和骨髓在我們的身體中扮演著非常重要的角色，與人體的生長、健康以及聰明智慧都有關係。因此，養腎是你必須要做的一件事情。

腎是水液開闔，使男人周身通暢

現在的男人長得越來越「虎背熊腰」，然而這種虎背熊腰不是因為生來就像李逵般高大威武，而是患上了現代人富貴病——肥胖症。然而這種看起來的富貴，卻無法給男人加分。肥胖非但給男人生活造成很多不便，而且還會衍生出其他一些疾病，比如高血壓、糖尿病、冠心病、憂鬱症、不孕症等，甚至還會縮短壽命。

對於肥胖病的病理機制，歷代醫家皆認為與腎虛有關，這和「腎主水」的功能是分不開的。《素問．上古天真論》說：「腎者主水，受五臟六腑之精而藏之。」《素問．逆調論》說：「腎者，水臟，主津液。」清代何夢瑤在《醫碥》中也有總結性的記載：「精、髓、乳、汗液、津、淚、溺皆水也，並屬於腎。」所以，腎具有主持和調節人體水液代謝的作用。若腎不正常了，水在身體中的代謝也就會出問題。具體到肥胖這一病症，腎虛則氣化乏力，以致水濕內停，進而水泛為痰濕、血瘀；痰濕、血瘀一經形成，則又可成為新的致病因素，內積臟腑，外充形廓，而致機體氣血陰陽的紊亂，引起肥胖。

水是生命之源，水的正常代謝對身體至關重要。水分在我們身體裡占的比例約為體重的百分之七十，在血液中這一比例更是達到百分之九十。而一些自由的水分會透過我們的汗液、尿液、眼淚等排出體外，所以人每天都會喝很多水，來補充體內的水分。喝進去的水並不是存在胃裡，而是要被輸送到各個器官使用，而使用不了或者使用過後的廢水，還要排出體外。由此看來，我們的身體就是一個極為精密的自來水供水系統，而這個系統有個整體調控室，這就是腎。

腎的調控，具體可分為兩個作用。

第一是提供動力，並在各個臟腑中對水進行氣化。我們喝到胃裡的水，胃吸收一部分，剩下的進入小腸，會再次被吸收。只有被吸收的水分才能成為身體的津液，供身體使用。被吸收的水分，經過脾的運化、輸送，有的上達肺，經過肺的宣發、氣化，輸送到肌腠、皮毛，或經心脈輸佈臟腑組織；有的進入到膀胱裡面，在腎的氣化作用下，清升濁降，清的得以四佈到身體，濁者形成尿液排出體外。就像《靈樞・經脈別論》所說：「飲入於胃，游溢精氣，上輸於脾，脾氣散精，上歸於肺，通調水道，下輸膀胱，水精四布，五經並行。」在這個過程中，津液的輸送、佈散，則依賴於脾的轉輸、肺的宣降，以及腎的氣化作用，而腎的氣化作用是貫穿始終的。腎為先天之本，各個臟腑對水液的作用，都要靠腎提供動力。腎氣充足，各臟腑功能就會正常；若腎氣虧虛，則脾肺氣化失常，而致水液不佈，停聚體內，出現痰飲、水腫等症。

第二是排泄的開關。我們有時候尿急了，周圍卻沒有廁所，只好憋著。最後費了九牛二虎之力，終於找到廁所了，那感覺就像遇見了天堂，於是趕緊衝進去，開閘放水。在這個過程中，憋尿其實是把尿的排泄通道給關住了，而最後這個開關給打開了，於是尿液奔流而出。這個開關就是腎。所以試想一下，如果腎這個「總開關」出現問題，會怎麼樣呢？該關的時候關不上，該放的時候又不能完全放開，就會出現遺尿、尿失禁、尿不盡等問題，那可就相當麻煩。

無疑，水對生命是重要的，它就像空氣一樣，我們一刻也不能離開。然而，如果沒有腎調控我們體內的水液，那也不過是一潭死水。流水不腐，所以養好腎，我們身體才能充滿活力。

男人要「氣」勢，腎是氣之本

男人想要得到美女青睞，僅僅長得高和帥是不夠的，還要有氣勢。所以，有句話說：「女人要氣質，男人要氣勢。」其中一個反應男人氣勢的就是男人聲音，渾厚而有磁性的聲音，對女性非常有吸引力，讓她們覺得有安全感。如果男人說話尖聲細氣，大聲說話就氣短，則往往給女性留下不成熟或虛弱的印象。

中醫看來，腎強則氣強，腎氣推動有力，聲音自然渾厚而洪亮。其實，氣對一個男人來說，不僅僅關係到聲音那麼簡單，整個生命的運轉都需要強而有力的氣來推動。

《儒林外史》裡就有個叫嚴監生的吝嗇財主，臨死前怎麼也不肯咽氣。他不能說話了，就伸出兩根手指來。有人意會他的意思，於是在點著的兩根燈草中滅了一根。

財主雙手一攤，這才斷了氣。

可見「氣」對人的生命的重要性是不言而喻的，人最後一口氣要是咽下去了，也就一命嗚呼了。俗話說「人活一口氣」，也就是這麼來的。「人活一口氣」的「氣」雖然和我們肺呼吸的空氣有關聯，但是並不是單純的指氣體，而是指中醫上「精氣神」中的「氣」。清代醫學家鄭欽安在《醫法圓通》中說：「余謂心、肝、脾、肺、腎並六腑、周身經絡、骨節、皮膚，有形之軀殼，皆是一團死機，全賴一團真氣運用於中……真氣在一日，人即活一日，真氣立刻亡，人亦立刻亡，故曰人活一口氣。」可以說氣支撐著身體，主宰著五臟六腑、經絡血脈、骨骼肌肉的運行。我們把身體比作一台電腦，身體是硬體，氣就好比是軟體，電腦中沒有了軟體，硬體再好也沒法工作。

由此可見，男人不能光注重鍛煉肌肉，更需要懂得養氣。《黃帝內經》說：「百病皆生於氣。」只有把氣練好了，抵禦各種致病因素，保證身體的健康。

既然氣對我們的身體如此重要，那麼如何養氣呢？可以透過養腎來養氣。明代張介賓的《景岳全書》說：「肺出氣也，腎納氣也，故肺為氣之主，腎為氣之本也。」「腎為氣之本」，說的是腎好像是氣的大本營。我們知道，腎是我們身體的倉庫，它把我們身體中最重要的精華都藏納在裡面。腎中所藏的就是腎精，可以化作元氣，包括陰氣和陽氣，所以腎對於維持我們身體中的陰陽平衡有著至關重要的作用。而按中醫的理論，陰陽平衡了，身體也就能無病無災，健康長壽了。如果腎不納氣，腎氣不足，就會腎虛，不能給身體提供足夠的動力，進而導致各種疾病。所以「百病皆生於氣」，這百病也是和腎相關聯的。

在臨床上，一些哮喘、肺氣腫、慢性肺心病患者，除了表現出喘促、呼吸氣短、吸氣困難等症狀外，多伴有面色蒼白，腰膝酸軟等腎虛症狀，採用補腎納氣的方法治療，即能收到良好的療效，而一些腎虛火衰、腎陰不足的人，雖然沒有肺部疾病，但是也會表現出呼吸急促、喘息短氣的症狀。這說明腎和呼吸是密切相關的。這正是腎主納氣在人體上的展現。

我們知道唱歌的人，需要中氣足，唱出的歌才能婉轉渾厚。所以他們除了練嗓，還要練氣，將氣吸納到丹田裡再發出。丹田就是小腹的腎區，這實際上練的就是腎主納氣的功能。中國的道家非常注重練氣，講究的也是「氣沉丹田」。丹田練好了，身體裡就像有顆丹藥一樣，疾病自然離得遠遠的，還會延年益壽。

人活一口氣，腎是氣之本，養腎就是養生命之本。一棵樹如果根得到了滋養，就會枝繁葉茂，開花結果自然也不在話下。

男兒多壯志，養腎可長志

腎是「作強之官」，好比是國家軍隊的總司令，擁有強大的硬實力。不僅如此，它還對我們人的精神和思維有很大的影響，擔負著某種精神領袖的角色。這從何說起呢？因為「腎藏志」，如《素問．宣明五氣篇》所說：「腎藏精，精舍志。」

什麼是志？對此我們可能不大理解。這在中醫都是屬於情志活動的範疇。《靈樞．本神篇》說「意之所存謂之志」，意思是意識存在的形式就是志，比如喜、怒、哀、樂等，都是情志。具體說明腎藏志，包含兩方面，一個是記憶力；一個是意志力，也就是志氣。俗話說「好男兒志在四方」，要做好男兒，就要養腎長志氣。

進一步來看，腎之所以能夠藏志，是因為腎藏精，精生髓。大腦是存儲髓最多的地方。而人的記憶力和意志力，都是來自於腦，於是腎與志就聯繫起來了。正如《醫經精義》所說：「事物之所以不忘，賴此記性。記在何處，則在腎經。蓋腎生精，化為髓，而藏於腦中。」這樣看來，如果一個人腎精充足，那麼他的記憶力就強，精力就充沛，有遠大志向，辨事能夠持之以恆；如果一個人腎精匱乏，那麼記憶力減退，精神萎靡，一遇到挫折就會輕言放棄了。

腎雖然是「作強之官」，但是它也有自己的弱點，如果你經常看恐怖片，就會對腎造成傷害。為什麼呢？中醫認為，情志的變動和五臟的機能有關，喜傷心，怒傷肝，思傷脾，憂傷肺，恐傷腎。

我們看一些破案的電視劇，有時候在作案現場，苦苦尋索卻沒有發現罪犯留下的線索。這時候偵探卻發現了一絲尿痕，於是大喜過望，因為這可以說是罪犯的鐵證。罪犯在犯罪的過程中，由於良心不安，精神往往處於極度緊張的狀態，而出現尿失禁。現實生活中也的確如此，一些人會過度驚嚇而尿褲子。這是因為過度的恐懼刺激，就會消耗腎精，損傷腎氣，導致腎氣不固，氣虛下陷，腎統攝不足，而出現遺精、遺尿、大便失禁等症。這裡也建議大家不要因為尋求刺激就看恐怖片，還有玩自由落體、極限跳床等驚險的運動。

很多人容易把身體和精神分開來鍛煉。鍛煉身體就去做運動，跑跑步、打打籃球等；而放鬆精神壓力，就看看書、聽聽音樂。但是其實中醫的養生中，是二者融合為一的。好的身體，會煥發出好的精神面貌，「腎藏志」就是一個很好的說明，而好的精神也會對身體有至關重要的作用，所以說中醫上也有「藥補不如食補，食補不如神補」的說法。

第二章

別讓「腎虛」坑了你！常見腎疾的調理與保健

腎最主要的功能就是「藏精」。精，是精微、精華之意。人的精華物質都被它「閉藏」起來。所謂的「閉藏」，就是使精氣在體內充分發揮作用，而不無故流失、耗散。腎所藏之精又可轉化為氣，稱為腎氣。腎中精氣的盛衰決定著人體的生長、發育和生殖。隨著年齡的增長及病理的原因，腎精會受到一定程度的消耗。腎精虧虛就會導致各種各樣的疾病，在兒童表現為發育遲緩、智力低下；在成年人則表現為耳鳴眼花、腰膝酸軟、記憶力下降、性功能減退。所以，古代及現代養生家都特別強調「養腎」的重要性。

食色性也，二陰肚子幫你找回「色」之本性

有一部外國電影，講述了一個事業成功的女士，由於不堪生活的壓力而周遊三個國家，分別從這三個國家品嘗了美食，收穫了美男，找到了信仰。中國有網友給這部片賦予了一個十分恰當的翻譯名——《食色性也》。如何不是呢？人之本性所求，不就是如此麼？孔子便說：「飲食，人之大欲存焉。」明確指出人的本質追求，也是必須追求的，就是吃喝和性。所以有了「饕客」和「夫妻」。然則，本性之求難以節制，則釀以大禍。吃則尚好，雖有吃死者，但終歸少之又少。但色字頭上一把刀，行之過度，自然免不了受傷害，其中又以男人為甚。行事不加以節制，導致自己根本產生問題，「雄風」不在，最終被老婆掃地出門。

既然說到了代表男人的「雄風」，就不得不重視起來，我們還是要說說腎。因為

男人的生殖器與腎有著最直接的關係。中醫裡言，腎主二陰，而生殖器就是這二陰之一——前陰。對於這個方面，中醫裡也頗有記載。《靈樞・刺節真邪》曰：「莖垂者，身中之機，陰精之候，津液之道也。」這裡的「莖垂者」就是指男人的前陰，俗稱陰莖。其實腎開竅前陰不難理解，腎是幹嘛的？藏精，相當於精的生產單位，而陰莖就是送「精」上門的物流部門，兩者當屬一個部門，一旦生產部門供給不力，物流部門無貨可送，男人的「雄風」也就蕩然無存。這裡我們說二陰，其中另一陰，就是我們排便的肛門。腎主津液，而我們身體要進行生理代謝是離不開津液的，當然也包括大便。《脈因證治・卷下》裡就說：「夫腎主大便，腎主津液，液潤則大便如常。」所以我們經常可以看到許多便秘的人往往都腎虛。

既然二陰與腎聯繫如此緊密，我們就可以在二陰上下功夫，恢復生產部門的生產動力，重振往日風采。大家還記不記得很多電影裡有一種功夫叫「鐵檔功」？這不是人們空穴來風瞎扯的，真有這麼一門功夫，只不過不像電影裡那麼誇張，它只是透過對前陰的按摩來達到養生養腎之效。曾有報刊報載，幾位記者偶然進入一個深山村落裡，看到那裡有個養蜂的老人特別的老當益壯，精神矍鑠。他們好奇便懇請老人傳授秘方，老人便言其長期堅持練「鐵檔功」。而現代醫學也有類似「鐵檔功」的方法輔助治療男性同胞的天敵——陽痿，這個病是最能直接展現男人的腎與前陰之間的關係的了，腎虛就容易陽痿。在治療陽痿的時候，很多醫生在配以藥物治療的同時，還會讓患者對陰莖、睪丸和肛門進行一定的按摩。因為這樣一來，不僅可以刺激陰莖、降低觸碰時的敏感性，還可以補腎養精。

但「鐵檔功」在操作上相對麻煩，且難以模仿。所以我們需要一種更簡單但也很有養腎效果的養腎方法。我們要做的就是縮二陰法。操作方法十分簡單，而且可以隨時操作。只要讓自己處於安靜狀態下，將全身放鬆，進行順腹式呼吸。吸氣時將腹部隆起，呼氣時將腹部收縮，同時稍微用力收縮前陰和肛門，然後在吸氣時放鬆。如此重複十次。

大家注意到，我們這裡在對二陰下功夫時，還用到了我們的肚子。說到肚子，其功能之強大或許經常被我們忽略，要知道它裡面裝的可是我們的五臟六腑，其中就有腎，還有一個和腎親密無間的東西——丹田。說到丹田，大家就會想起武俠小說裡的「氣沉丹田」，這說法是存在的，而且是修煉太極裡的「十要」中的「一要」。太極裡「氣沉丹田」的精義，就是能夠使氣下沉於丹田，化精為氣，積累內氣，形成內勁，從而出招有力。我們知道，腎為作強之官，就是官裡的大力士，是身體力量的重要泉源。所以這裡化氣為力說是補腎而生力也未可知。但長期練此法確實人可以越來越有力，越來越健康。這其中與此能夠養腎不可分割，腎於其他臟腑皆有影響之效，腎若出現問題，其他臟腑也難逃一劫，又何談長壽呢？

有人或者難以「氣沉丹田」或「意守丹田」，這也不用急。我這裡有更簡單的辦法幫您摩丹田、養雙腎。這個操作方法簡單，只要在睡前穿著寬鬆衣服，平心靜氣，仰臥在床上，將兩手搓熱後用右手依順時針方向揉按丹田一百下，然後再逆時針揉按一百下。每晚只需要做一次就可以輕鬆養腎。有人或許會問，丹田何在？就在我們肚臍眼下面一．五寸的地方，恰好位於肚臍眼和關元穴的中間，所以我們摩擦時可以把這兩個地方一起摩擦，有更好的效果。

當然我們透過腹部按摩養腎的方法不止這一種，還有其它的，例如下面這一種，一樣的簡單可行。大家坐著或者躺下都可以，深呼吸一下，平心靜氣。然後把右手放在肚臍眼的上方，以肚臍眼為中心，做順時針環形按摩。按摩範圍要廣，手掌要先從肚臍眼上面的上腹部按摩到左邊的左腹部，再到下腹部，然後再從右邊回到上腹部，最後從上腹部再按摩到肚臍眼所在的中腹部，掌心剛好對準肚臍眼。如此為一次，然後換左手反方向再做一次，兩手交替做十次。這是極好的養生方法，說它極好，是因為它在養腎的同時，對肝、脾等臟腑也有很好的保健作用，可以說是全能的。而且，如果患有由中氣下陷引起的胃下垂，也可以用這個方法輔助治療，但操作時要從下腹開始。

冬天萬物蟄伏，人也難以逃脫，所以一入冬，人就變得懶惰，別說出門運動，就是在家都想一直窩在被窩裡沉睡過冬。這樣看似舒服誘人，但其實，很多不好的東西就在你窩著的時候悄悄的跟上你了，例如腎虛。《素問・六節藏象論》中就說：「腎者，主蟄，封藏之本。」此性恰與冬天相宜，所以冬天我們更應該加強養腎的運動，對腎進行補養。倘若你是懶人族，實在懶得動，就試試上面的簡單方法吧！但一定要持續做，不可三天打魚兩天曬網。

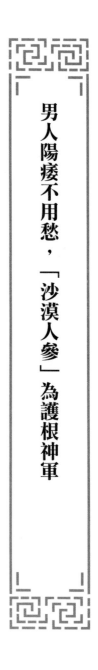

男人陽痿不用愁，「沙漠人參」為護根神軍

小李最近總是精神狀態不太好，每日無精打采，神志恍惚，見到同事也不打招呼，跟沒看到一樣，弄得同事尷尬不說，還以為怎麼得罪他了。有好心的朋友關心詢問，也被簡單的幾句話搪塞了回來，嚇得朋友們以為他出了什麼大事。後來多番打聽，才知曉其中的緣由，原來是小李有了心病。兩個月前，有一次小李和妻子行房事，不知為何，發現自己硬不起來了，最後弄得妻子很不高興。後來每次行房事的時候總是想起那次的不愉快，總是不成功，最後妻子徹底發怒，說他外面不規矩，陽痿了，並且下了最後通牒——離婚，於是小李鬱悶了。後來在朋友的開導下，小李試著放下了那次不愉快的心結，然後發現自己又恢復了以前的雄姿。

其實生活中這種情況並不少見，人在緊張的情況下行房事就會出現短暫的陽痿情況。但如果有人總是如此，那就是真的陽痿了。陽痿可以說是是男人最怕罹患的病，尤其是四十以後的男人。那為什麼會得陽痿呢？在古代，陽痿又稱為「陰萎」。《靈樞．臟腑病形》中說：「腎脈大甚為陰痿。」由此可見，陽痿與腎有直接關係。這又是為何呢？《黃帝內經》裡言：「前陰者，宗筋之所聚。」重點就在這個「筋」字，「筋」由「竹」、「肉」、「力」組成，意思就是像竹子一樣強韌有力的肉，而男人的前陰更是筋中之筋。但筋有賴精血的滋養，腎虛，生精不足，則不能榮養宗筋，就會出現「挺而不硬」的情況。

恐傷腎，人在過度緊張、害怕之時行房事就會傷及腎，使精血散亂，無法榮養宗筋。小李便是這種情況，所以當他排除心理障礙時，陽痿現象也就慢慢消失了。但有的人卻是由於生活不節，房事過甚或長期飲食不節導致腎精空虛以至陽痿。房事過度肯定會導致腎精空虛，那飲食方面怎麼回事呢？就是飲酒過度。男人由於愛喝酒，而且通常是「不醉不歸」方能盡興，殊不知，男人的雄風也是在這一杯杯的酒中消磨殆盡的。有人言：酒傷肝，與腎精何干？然「腎主藏，肝主泄」，腎精是在肝的作用下才能泄出的。飲酒過度傷及肝臟，肝臟就會在錯亂的情況下不斷地使陰莖不起，還容易洩精。這就是為什麼人會「酒後亂性」。酒不僅易使人陽痿，而且還會影響精子的品質，進而影響後代的品質。相傳「詩仙」李白的兒子就是低能兒，這與他一生嗜酒的習慣不無關聯。現在許多人只生一胎，所以更應該引起我們的重視，離酒遠一點。

陽痿會讓男人有極大的心理負擔，讓男人不再男人，所以我們必須重視。這裡就有一款好喝且能養腎的湯來助你找回男子氣概。它叫鹿肉肉蓯蓉湯，準備鹿肉二百五十克，肉蓯蓉三十克。將鹿肉洗淨、切片，肉蓯蓉用酒泡一宿後切片；然後在鍋中倒入適量水，將鹿肉、肉蓯蓉放入鍋中，加調味料燉熟後就可食用。記得要每天食用一次。

肉蓯蓉自古就是著名的補腎要藥，我國最早的醫藥專著《神農本草經》裡說它能「養五臟，強陰，益精氣」。「後宮佳麗三千人，三千寵愛在一身」，長恨歌中一句詩唱出了雍容華貴的楊貴妃，也讓我們想起了唐玄宗這位風流天子。唐玄宗與楊貴妃相差三十幾歲，而楊貴妃進宮時也已經二十六歲，當時的唐玄宗已近天命之年，兩人依舊可以相愛如同新婚燕爾，而唐玄宗三十一個皇子與三十個女兒也讓歷史上很多皇帝望其項背。這一切都透露著一個訊息，唐玄宗有很好的生育能力，也就是有兩個很好的腎。唐玄宗自己也極重視這一點，所以他有很多的養腎之法，其中一個就是用肉蓯蓉與羊肉配伍熬粥食用。

有句話叫「一方水土養一方人」，其實不光是人，植物也一樣如此。我們來看看肉蓯蓉生長的地方，它主產於內蒙古、寧夏、甘肅和新疆這些狂沙作亂的地方，所以它又有「沙漠人參」的美譽。人參是什麼？百草之王，長壽之藥，其補虛養陽之效眾人皆知。由此可見，肉蓯蓉養腎的藥效也同樣彌足珍貴。乾旱、晝夜溫差大的特殊環境造就了其溫、鹹的特性，鹹味皆可入腎，且生於此地的植物皆有固攝的性能，以備有足夠的水分用以生存，所以肉蓯蓉能夠入腎並有固精之效。而且肉蓯蓉生於地下，所以又為陽中之陰，有很好的補中之效。

至於鹿肉，很多人就會將其與「富貴」一詞聯繫起來，因為在古代，鹿被視為神獸仙物一列，所以，鹿肉也就顯得極其珍貴起來，而食用它的，也只有那些皇親國戚或者達官貴人，一般人是吃不到的。既為「仙品」，這價值自然不會低，《本草綱目》裡就說「鹿乃仙獸，純陽多壽之物，能通督脈，又食良草，故其肉、角有益無損」。而且鹿肉補性溫和，任何年齡層的人都可食用。

有人問，食療有點麻煩，而且有時候材料不好買，有沒有更簡單的方法？當然是有的，我們下面就說一個很簡單可操作的按摩療法。這個方法叫「兜囊外腎」，一直為歷代中醫所推崇。將雙手搓熱，先用右手將睪丸握住，使右邊的睪丸處於手心的位置，左側睪丸則位於拇指、食指以及中指羅紋面上，然後輕輕的揉動，以稍有酸脹感而且不痛為原則，先向右轉三十至五十次，再向左三十至五十次。右手做完後換左手再做。或者可以直接用一隻手拉緊陰囊，固定睪丸，用另一隻手的手心放在睪丸上輕輕的摩擦，以睪丸微熱為原則。這個方法方便時就可進行，是不是很簡單啊？

陰莖是男人之根，傳宗接代，展現男人的風采全都有賴於它。陽痿是大事，也是男人的敵人，面對這個大敵，我們不能大意也不能姑息。平時的生活習慣是重要的，少飲酒，控制「色」膽，不讓其有可乘之機。若已被侵略也要坦然面對，積極尋找正確的方法消滅敵人。另外提醒各位男性同胞，陽痿也有可能是由於組織病變引起的器質性病症，所以若出現陽痿一定要及時到正規醫院診治，不可盲目食用偏方，以免延誤病情。

多吃山藥雞肉，拒絕當「快槍手」

提到早洩，男人對其可以說是畏之、惡之。那早洩是如何發生的呢？其實這與一個字——「性」有不可分割的關係。所謂食色性也，人之所求莫過於此。然則，「色」字頭上一把刀，過分的性追求，就會掏空你的腎。腎是什麼？精之所處，主封藏之性。性生活不節制或者手淫過頻就會使你的腎精空虛，如此以往，你的腎就會降低封藏之性、固澀的能力，習慣性的處於放精狀態，只要一受刺激就會習慣性快速的把精液送出，如此，就是早洩了。

早洩大大降低了生活的「性」福品質，所以要加以重視。一道美味又營養的藥膳就是對付早洩極好的選擇。山藥燉公雞，準備山藥一百五十克，公雞一隻，菟絲子十五克，蔥、薑、鹽、胡椒粉、料酒、雞油這些調味料適量。將山藥削皮後切成薄片，公雞宰殺後去毛，清除內臟，洗淨後切塊；菟絲子洗淨就行。點火熱鍋，把山藥、雞塊、菟絲子、蔥、薑、料酒放入鍋內並加入清水，大火燒開，撇去浮沫後再改用小火燉至雞肉熟爛，然後加鹽和胡椒粉，最後淋上雞油。這可是很好的補腎養精之藥。

山藥的藥效一直為人們所稱道，但說得最多的莫過於山藥能延年益壽。《本草經讀》就這樣說到：「山藥能補腎填精，精足則陰強、目明、耳聰。」由此可見，《紅樓夢》中的賈母之所以能延年益壽與其常食這「山藥糕」不無關係。

雞肉是我們常吃的食物，但大家知不知道其實雞肉也有很好的養腎之效呢？舉個例子，產婦坐月子時必不可少的東西就是雞湯。知名主持人小S曾在自己主持的節目中與嘉賓暢談自己坐月子的心得，並向大家推薦了月子裡經常吃的幾款佳餚。其中有兩款都用到了雞，一個是四物烏雞湯，一個是麻油雞。節目中小S提到自己坐完月子居然治好了手腳冰涼的毛病。這與她月子間經常喝雞湯吃雞肉有很大關係。生完孩子的女人，整個身體包括腎都是很空虛的，腎虛就很容易手腳冰涼。《日華子本草》裡說雞能「添髓補精，助陽氣，止泄精，補水氣」。所以雞肉有很好的養腎效果，小S就是因此去掉了手腳冰涼的毛病。

至於菟絲子，其實最早發現它，是因其有治療腰傷病的功效。傳說以前有個長工，將雇主的兔子打傷了脊骨。他害怕被雇主知道扣其工錢就將兔子藏進了黃豆田，令他驚訝的是兔子居然沒死，而且傷也好了。於是他又打傷一隻兔子將其放進了黃豆田，後來他發現兔子在黃豆田常食一種黃絲藤。於是，他就將這些黃絲藤採摘帶回家給有腰傷病的父親食用，果不其然，父親腰傷病真的得到了治癒。後來，這個藥就廣為流傳，並被命名為菟絲子。傳說雖真假難定，但菟絲子確實是有很好的補精養腎，強腰的功效。《藥性論》中就記載菟絲子：「治男子女人虛冷，添精益髓，去腰疼膝冷。」所以，菟絲子對早洩也一樣有效。

治療早洩的過程中，妻子也有著十分重要的作用。下面就告訴大家一個夫妻共同對付早洩的辦法。

丈夫躺在床上，妻子用手對丈夫的陰莖進行刺激，丈夫則將注意力集中在陰莖的感覺上，當快要射精時，讓妻子用雙手擠捏冠狀溝的基部，或者可以用雙手向下牽拉睾丸，令丈夫的性衝動減少或消失。然後再重複之前的動作。每天一次持續二十至三十分鐘。之後，妻子可以透過丈夫的情況選擇讓丈夫的陰莖進入陰道，然後在丈夫快要射精時以同樣方法給丈夫消除性衝動，如此持續三至六個月。治療早洩是一個需要打持久戰的任務，所以夫妻雙方一定要有耐心，妻子要給予丈夫多的信心，才能取得更好的效果。

此外，丈夫也可以自己進行浴中按摩。每日洗澡時，先用溫熱的毛巾包裹龜頭部分兩三分鐘，再改用清涼的毛巾包裹，這樣反復兩遍後，用一條質感柔軟、細膩的熱毛巾摩擦龜頭進行刺激，時間為兩分鐘。如此持續兩三個月後，也有助於治療早洩。

現代人對早洩有一些錯誤認識，我們將早洩定義為病，其實這未必準確。因為一般情況下早洩並不會影響生育，除了一受到刺激便射精的特殊情況，也就是那種還未進入陰道就射精的情況才會影響生育。其實，我們注意到，大自然中，哺乳動物的性交本來就是以「快速」為主的，「早洩」在動物界是屬於正常現象。我們人類只是將傳統的繁衍生息提升到了感官享受的程度。而早洩恰恰影響到了性生活的快樂程度，因此才引起了我們的重視。所以與其將早洩看作是「病」，倒不如說成是得不到快感的心理負擔。另外，男性的正常射精時間為二至六分鐘，平均抽動次數為六十二下。所以，不要將自己「時間短」錯誤的認為是早洩並以「病」視之而加重心理負擔。

黃耆鯉魚湯，讓小便不再癃閉

癃閉大都發生在老人身上，但一般五十歲以後的男性就已經進入患發癃閉的年齡。有人問，何為癃閉？癃閉是中國醫學裡的病名，而且是兩種症狀，《類證治裁．閉癃遺溺》這樣解釋：「閉者小便不通，癃者小便不利。」一說到這，大家可能就覺得熟悉了。對，它就是我們現在所說的攝護腺肥大。那它是怎麼發生的呢？《素問．標本病傳論篇》裡說：「膀胱病，小便閉。」所以癃閉的發生是膀胱出現了問題。我們都知道膀胱是儲存尿液的，這尿液如何產生？就是由膀胱將體內津液氣化為尿液進而排出體外。膀胱一出毛病，這一切也都會變得不正常。而讓膀胱產生毛病的，就是腎。腎氣不足就會「無陽則陰無以化」，氣不化水，導致膀胱氣化失常，形成癃閉。患這類型癃閉通常見為小便不通或者小便時點滴不爽，並且排出無力；同時伴有面色蒼白、怕冷、腰膝酸軟無力、神氣怯弱等症狀。

腎氣不足會導致癃閉的發生，然則癃閉罹患時間長了，就會反過來危害到腎。長期的癃閉會使腎的積水增加，造成腎萎縮，甚至使腎功能完全消失。當然這是嚴重的情況，但稍輕的也會因此影響到輸尿管道，出現嚴重的尿頻、尿急等症，甚至引發尿毒症。所以，倘若罹患癃閉，絕不可掉以輕心！那怎麼治療呢？一個簡便又不簡單的食療就可幫你解決癃閉的煩惱。黃耆鯉魚湯：準備生黃耆六十克，大鯉魚一條。做法則甚為簡單，只要像平常做魚湯一樣將兩味藥做成湯飲用即可。

魚湯是我們常用來補身體的好東西，尤其是對於躺在床上的病人來說。而這做魚湯的魚通常以鯉魚為甚。鯉魚是我們一直都喜愛的魚種，一個「鯉魚躍龍門」就足以見其高貴性。其實，這並非偶然，早在《詩經》中就有「豈其食魚，必河之鯉」的說法。而在醫學領域，早在東漢時期的《神農本草經》裡就將鯉魚列為了藥中上品，梁代醫藥學家陶弘景更是有「鯉為諸魚之長」的說法。既有如此高的評價，用其來治療我們所說的癃閉也應不成問題。果不其然，《本草綱目》裡就這麼說：「鯉，其功長於利小便。」所以鯉魚可以治療小便不利、不通的問題。且鯉魚入腎經，可以補益腎氣。

鯉魚利尿利水一直就有所記載，明朝醫學家薛立齋就有醫案記載。他記載說有一個孕婦腹脹，並且有小便不利、嘔吐的症狀。請了很多大夫用溫胃寬氣的藥治療，不想服用後反而吐得更厲害了。後經薛立齋診治，原來孕婦腹中胎兒已經死了很久，但服用死胎藥卻不能使之胎下，於是就用了鯉魚湯。不想服用三五服後，竟很快排尿通暢，腹水隨之排下，腫脹消退後才得分娩死胎。由此可見，鯉魚利尿之效頗為強大。

這道藥膳裡還有一味藥是黃耆，這個「耆」字，從「老」從「日」，是指七八十歲的老人，也就是長輩。所以《本草綱目》裡言其為「補藥之長」。其實，黃耆與鯉魚一樣也有利尿之效，但相比利尿利水，黃耆更重在補。《本經逢源》就這樣記述：「黃耆，能補五臟之虛。」而對此，實際的案例記載也不少。《舊唐書．方技傳》中就有這麼一段記載，當年唐朝的許胤宗在南陳新蔡王手底下做官的時候，劉太后突然中風說不出話，請遍名醫都束手無策，眼看太后病情日益加重，新蔡王是心急如焚卻又沒有辦法。這時候，精通醫理的許胤宗就向新蔡王提出用熱湯氣薰蒸法為太后治病。於是他就用黃耆、防風兩味藥煮了數十斛熱湯放在太后床下用藥氣薰蒸，沒想到當晚太后就可開口說話，數日便得痊癒。這裡許胤宗就用防風祛風，用黃耆補氣升陽，使太后恢復健康。所以我們用黃耆配伍鯉魚，一個重於利尿，一個重於補氣，確實可行。

在這裡小做提醒：我們這裡用的可是黃耆曬乾以後的切片，就是生黃耆，千萬別買錯了。

在用食療進行體內調理治療的同時，我們也要從身體的外部下手進行治療，內外夾攻，取得全面的勝利。這裡要說的就是按摩中極穴。這個方法簡單，大家在泡澡的時候就可以進行。注意，一定要熱水泡澡，水深至少浸過恥骨聯合處十公分以上，而且水溫要控制在四十三至四十八攝氏度。水裡可以加適量的高錳酸鉀殺菌，以防感染。患者坐進去後，用食指、中指和無名指的指面，在中極穴（中極穴位於肚臍正下方四寸處）的部位做有節律的環形按摩，用力的部分要隨腕關節連同前臂做盤旋運動。每日坐浴一至二次，每次十五至二十分鐘，按摩時的頻率一般以每分鐘一百至一百二十下為宜。

中極穴一直就是治療生殖器官疾病的大穴，其實從其命名就可以看出。中，指與外相對的穴內；極指屋頂的橫樑。所以中極穴的意思就是指任脈的氣血到此處已經達到最高點，而其穴的物質就是陰濕水氣。所以中極穴有掌管氣血，水氣的作用。常按摩中極穴可以行氣活血，開通閉塞，使膀胱氣化有權，小便也得以暢通。而此法治癒率較高，有資料顯示，有醫者用此法治療非阻塞性癃閉，一次痊癒的有六例，兩次痊癒的三例，三次痊癒的有一例。而且操作簡單，各位皆可操作。

古語常言：「五十知天命，六十花甲，七十古稀。」這句話放到今天而言，或許是不夠準確的，但其中還是透露出了眾多的無奈。人一過五十，身體就開始處於衰老，每況愈下的狀態，於是各種病症也就乘虛而入，防不勝防。然則古來亦不少「八十杖朝」甚至「一百期頤」的長壽之人，所以，病災我們亦可避免、防治。平時的健康飲食和運動固然重要，還要有一顆樂觀的心。但倘若被例如癃閉之類的病困擾也不用著急，不妨試試上面的方法。

行房性事學問大，造作有差易房勞

縱欲過度，性生活太過，我們祖國醫學稱之為「房勞」。其實，光從字面意思我們就可以直接獲取資訊，房指「房中性事」，勞就是指「勞傷」，也就是勞累過度給人產生的傷害。也就是說，房事過度會給人造成傷害，且不分男女，但通常男性的體會更多一些。例如，有的男性會在一夜歡情之後次日醒來感覺渾身疲憊，甚至覺得雙腿酸軟乏力，這就可能是這一夜歡情有點過度了，腎有點虛了。這裡，我們也得出一個理論，房勞可傷腎。

縱欲過度傷及腎腑古來一直不乏提及，唐代著名醫學家孫思邈就在其著作《備急千金要方》中說到：「凡人生放恣者眾，盛壯之時，不自慎惜，快情縱欲，極意房中，稍至年長，腎氣虛竭，百病滋生。」人在年輕之時藉著自己年輕力壯，就肆意沉溺於情色，然則色字頭上終究頂著一把刀，處置不慎就會受到傷害。清代唐笠山在《吳醫匯講・汪纘功虛勞論》中說：「色傷腎，則精室空虛。」古人之言總是有其道理的，不然不會流傳至今。色欲熏心，終於過度，房勞皆可傷腎，「縱欲催人老」、「房勞促短命」並非危言聳聽。

有人詫異，這傷腎的後果到底有多大？那我們就先說一下腎。腎字從肉從臤，「臤」為何意？在古代，這個字有「牢固掌控臣屬」之意。我們身體的五臟六腑不都是我們身體的臣屬麼？所以，腎有掌管其它臟腑的作用。腎若出問題，其它臟腑自亂。房勞傷腎主要是因其耗精過度，而精者，為人之根本，損耗過度造成傷害也就不可小窺。正如明代著名醫學家張景岳所說：「欲不可縱，縱則精竭；精不可竭，竭則真散。」而其又言：「善養生者，必保其精。精盈則氣盛，氣盛則神全，神全則身健，身健則病少。」由此，我們可以看出，縱欲過度使得腎精空虛，進而身體失去榮養之源，慢慢就會出現問題。

古來因房勞或腎精空虛致病甚至致死的例子並不少見，尤其見於帝王之家，古代皇帝有很多都英年早逝，除了奪權謀利的政治因素，皇帝后宮佳麗眾多，過度沉溺美色造成腎精空虛最終導致身體乏力，百病叢生，自然難逃一死。其中，漢代創出「斷袖之癖」的漢哀帝劉欣就是因過度沉溺美色，將身體掏空致死，去世時才二十五歲。

那房勞是如何造成的？從上面看，有人會說不就是因為交合過度引起的嗎？然則不光如此，沉溺於交合快感確實是引起房勞的主要原因，但其實這令人快樂的交合行為有著很多忌諱之事，而對此古來醫者都有研究。孫思邈就說：「凡新沐、遠行及疲，飽食、醉酒、大喜，大悲、男女熱病未瘥、女子月血、新產者，皆不可合陰陽。」由此可見，我們情致而行的事情有著很多講究。而且，危害也甚大。明代醫學著作《壽世保元》就指出：「飽食房勞，傷血氣。……大醉入房，氣竭肝腸。男人則精液衰少，陽痿不舉。恐懼中入房，陰陽偏虛，自汗盜汗，積而成勞。遠行疲勞行房，為五勞虛損，少子……」這其中，醉酒、情緒不好、過度勞累入房皆可造成或者加劇房勞的發生。

禁忌一：醉酒入房。這恐怕是現代最容易見到的事，在酒吧裡飲酒消愁的單身男女最容易在這時候做一次「情感的釋放」。然而，這種看似逍遙的事情其實是危害頗多，尤其是在有醉意的時候。《黃帝內經》就明確指出：「以酒為漿，以妄為常，醉以入房，欲竭其精，以耗散其真，不知持滿，不時禦神，務快其心，逆於生樂，起居無節，故半百而衰也。」說明酒醉之時容易耗竭腎精。其實不難理解，常言「喝酒壯膽」，是因為酒氣入肝，可是人的情志興奮不受控制，且肝主泄，有泄精的性能。因此酒醉之下行房事的人會只顧精神上的快樂而不顧身體的情況，進而「縱欲」，造成「力竭」。所以有的人在「酒後縱欲」過後總會感覺疲憊不堪。

禁忌二：情緒不好或疲憊之時入房。古醫認為，人的五臟活動與七情的變化有著密不可分的關係。所以，情緒的變化也會影響房事的品質，其中以「恐」為甚。中醫認為，恐傷腎，人在害怕，過度緊張之時行房事就會加重腎精的虧損。一次兩次還沒有什麼影響，但經常如此就會「積而成勞」。而疲憊之時入房更不可取，人在過度勞累之時五臟俱損，若在此時再進行房事這種「體力活兒」，只能使「勞傷」更加嚴重。

說到這，大家可能有些發悶了，明明挺快樂的事，說得人心惶惶的。不用緊張，既然有了禁忌，自然隨之有正確的行房事方法來助大家擁有「性福」。

性福方一：房事適度。要想避免房勞傷腎傷身，就要禁欲，抑制自己的性衝動。其實這也是一種古代提倡的養老益壽之術，張景岳就有言：「神氣堅強，老當益壯，嗟乎本精也……無搖汝精，乃可以長生。」所以古代養生學者一般會要求老人「急遠幃，絕嗜欲」，說白了就是絕「欲」。這是為何？我們一般認為，人在過了五十五歲之後就進入老年，身體臟腑就開始衰退，腎自然不例外，所以要儘量防止精泄。但這並不是絕對的，現代證明，很多體強力壯的老年人六十歲依然可以有性生活，而且適當的泄精是有助於身體健康的。

那欲到底怎麼禁，禁到什麼程度為好呢？孫思邈的《房中補益》中就有一個古今極為推崇的公式，裡面說：「人年二十者，四日一泄；三十者，八日一泄；四十者，十六日一泄；五十者，二十日一泄；六十者，閉精勿泄，若體力猶壯者，一月一泄。」當然，大家也可以根據自己的身體情況而定，以第二天不感到疲倦為宜。另外，行房的次數在季節上也有講究。古人就提過應該「春一、夏二、秋一、冬無」，意思是「春秋兩季一月一次，夏天每月兩次，冬天禁行」。顯然這個說法太過嚴苛了，但不是沒有道理，我們的確要在春秋兩季減少房事，冬季則更應減少。

性福方二：男女合房要愜意。行房是男女雙方之事，缺一不可。正如孫思邈說：「男不可無女，女不可無男。無女則意動，意動則神勞，神勞則損壽。」所以，男女之事必行，而且要行好。

性，為人之本能，追求至極。不光為感官上的極致享受，也為繁衍生育。所以我們絕不可掉以輕心，要以正確的方法享受幸福生活。

小便雖「小」，隱藏養腎大秘密

小便雖是我們生活中再常見不過的事，但也不能掉以輕心，因為它影響著人體的健康。這首當其衝的就是腎與膀胱，膀胱是儲存尿的地方，有著最直接的聯繫。而腎與膀胱相表裡，且腎主水，主津液，身體內有關水的代謝都與腎相關，尿自然是其中之一。尿是什麼？從水從尸（屍），是水的屍體。屍體意味著什麼？死亡，腐爛，屍毒。所以，尿是我們人體中最髒的水，只有將它排除體外，身體才能乾淨，健康。那尿到底怎麼透過膀胱排除呢？我們在小便時都會用力，這力便源於腎，腎為作強之官，力量之源，而這股力透過腎氣傳遞。「氣行則水散」，腎氣傳至膀胱，膀胱則有權將內部津液氣化成尿液並排除體外。如此，尿液也成為醫家判斷腎的情況的一個標準。

我們現在上醫院檢查病症，尤其是檢查生殖系統疾病的時候，有一項檢查肯定是要驗的，就是尿檢，因為尿裡有大量的資訊告訴你身體的健康情況。那我們能從尿中讀到那些內容呢？這一點，對養生頗有研究的唐宋八大家之一蘇東坡先生，就用自己的親身體會做出了一些解答：「要長生，小便清；要長活，小便潔。」雖說只是經驗之談，但也不是沒有道理。我們的確可以從尿的顏色，氣味來判斷人身體的健康情況。通常情況下我們的尿色是淡黃色的，但也會隨喝水的多少有所變化，但顏色太過異常就可能是病變了。例如，男性有的會出現「血尿」，即尿液呈血色，這說明腎肯定生了病。還有氣味，正常情況下我們的尿液是有一點草香味的，但患有腎病或膀胱炎的人的尿液會有腐敗腥臭的味道。另外，人正常排尿是一天四至六次，這裡會因人的飲水量大小有所波動，但太多或太少，尿頻、尿少甚至無尿就是腎病和膀胱病的徵兆了。

由此可見，腎的好壞與尿的品質有著密不可分的關係。但大家知不知道，小便的一些生活習慣也是促成以上情況發生的原因呢？說兩個最常見的，例如有些人喜歡憋尿，早上起得晚了，上班來不及了，或晚上尿急了又不想起床，就使用憋的戰術，一憋就到了天亮。其實，這是十分傷害腎的。《千金要方》說：「忍尿不便，膝冷成痹。」而《三元延壽參考書》中又說：「忍尿不便成五淋，忍大便成五痔。」有言腎主骨，主腰腳。所以，手腳冰涼的人通常都腎虛，膝蓋同樣如此；而五淋的發生與腎虛和膀胱病都脫不了關係。因此可見，憋尿不撒是傷腎高手。生活中，開車的司機是最經常憋尿的，長途司機在高速路不得停，或計程車司機苦於找不到公共廁所，有時候實在忍不住就在路邊撒尿。事實也赤裸裸的擺在眼前，計程車司機的職業病裡就有膀胱炎等生殖系統病。所以，尿，憋不得。

另外，還有一些人撒尿時喜歡用力「加把勁」，其實這也是傷腎的壞毛病。膀胱氣化排尿直接由腎氣給力，用力過度自然傷腎。清朝曹庭棟的《隨筆養生》裡就說道：「小便時亦不可努力，愈努力則愈數而少，腎氣窒塞，或致癃閉。」《三元延壽參考書》中又說：「努小便，足膝冷；呼氣努大便，腰疼目澀。」這裡說的幾個病症皆與腎有關。《老老恒言．便器》裡說：「良以二便皆由化而出，其為難化、易化、遲化、速化，在可知與不可知之間，所謂臟腑不能言，故調攝之道，正以此驗得失。」其意思就是說無論如何也要讓二便順其自然的排出。孫思邈更是在《千金要方》裡直接講明：「大小便應不忍不努，順其自然。」

既然有錯誤的方法，就有正確的方法應對。正確的方法不僅可以固攝精氣，還可以延年益壽。

方法一：**便時閉口**。古代道家又稱這一方法為「閉天門」，一直被中醫養生學者們所推崇的固齒方法。齒為骨之餘，要固齒就要先固腎。《景岳全書》：「小便時，必先咬定牙根而後解，則腎氣賴以攝，非但固精，亦能堅齒，故餘年逾。」這裡就很清楚的闡明，名為固齒，實為養腎，腎精旺盛方可防脫固齒，健碩益壽。從這裡，我們也解讀一個資訊，就是這裡的「閉天門」不是說簡簡單單地把口閉上，還要在閉口的同時上下牙齒要緊緊咬合，雙眼向上看，如果此時十個腳趾再用力抓地，可以增強效果。閉口可以收攝腎氣，開眼則可以驅散腎火。這一點，曹庭棟的《養生隨筆》引《悟真錄》中就有很好的解釋：「開眼而溺，眼中黑睛屬腎，開眼所以散腎火。又曰緊咬齒而溺，齒為腎之骨，宣洩時俾使其收斂，可以固齒。」強腎固齒，盡在言中。有的老人在夜晚上廁所的時候，會突然兩眼發黑，手腳麻痹昏厥過去。俗言有稱「黑眼風」的。這就是因為夜晚上廁所發睏，兩眼閉著，腎火不得泄，沖上腦海所致。所以，小便時要開眼。

方法二：**蹲式小便**。看到這個，大家可能鬱悶了，這不是女人上廁所的方法麼？其實男人也可以用這一方法解手，尤其是在饑餓的情況下。《養生隨筆》裡就言：

「飽則立小便，饑則坐小便。」孫思邈在《千金要方》裡也同樣說：「凡人饑欲坐小便，若飽則立小便。」人在飽食的狀態下腎氣是充足的，所以氣可以順其自然而下給力於膀胱，所以站著就可以小便。但在饑餓的情況下人的體力相對虛乏，所以就應該收攝腎氣，最好採用蹲式排尿的方法。這個方法在印度十分普遍，當地的男士經常這樣排便，而他們的生殖能力也頗為強大，於此不無關係。

現在的生活越來越快節奏，很多人為了著急的趕時間就總是會忽略一些生活中的小細節，例如不吃早飯、來不及上廁所等。但，就是這些看似小的習慣決定了你的生活，有資料顯示現代人腸胃、生殖系統的疾病發病屢創新高。所以，多注意一下生活習慣，不要讓它成為危害你健康的殺手。

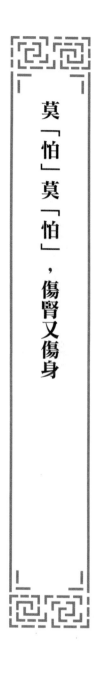

莫「怕」莫「怕」，傷腎又傷身

前幾天和一個朋友打電話，她突然說起她老伴兒幾天前過馬路時被一輛突如其來的汽車差點撞到，受了驚嚇。這些日子精神都有點恍惚了，晚上還老出汗。問我有什麼辦法。我跟她說是由於驚恐過度傷了腎，多吃些補腎的東西，再多安慰安慰把他害怕的心結解開就沒事了。

既然在這裡又要談到「恐傷腎」的問題，就要好好說說志的問題，因為「腎在志為恐」，而恐為七情之一，情與志又密不可分。何為志？志在古代通「誌」，即為記憶、記載的意思。記憶何為？藏也，封藏之意。言之腎生精，《素問・金匱真言論》裡說：「夫精者，身之本也。」《上古天真論》裡又說：「積精全神。」由此可見，腎精乃全身之本，身體的任何活動都有賴腎精的維持。況且又有言，腎生精，精生髓，髓生腦海。我們存儲記憶的地方在哪？不就是大腦麼？所以，腎精空虛的人，常常忘東忘西，神疲乏力，也不大有什麼大的志向。《荀子・解蔽》裡說：「志也者，藏也。」如此來看，腎藏志已是必然。

腎在志為恐，恐這一情志就是直入腎腑的。這裡所言之「恐」，大家不可單以「恐懼」的字面意思理解。我們在恐懼的時候全身都會處於某種緊張的狀態，正是這種情緒影響腎的。所以，適當的恐可以影響腎精，使人「明志」，但過度的「恐」就會損傷腎精了。古醫有云：「驚則氣亂，恐則氣下。」《素問・舉痛論》解釋道：「恐則氣下……恐則精卻，卻則上焦閉，閉則氣還，還則下焦脹，固氣不行矣。」腎處於下焦，腎精氣要向上行必然要通過上焦，恐懼時上焦就閉，氣不得上就會逆亂，逆亂則傷腎精。

腎主腰腳，主二陰，主二便。因此人在受到驚嚇，恐懼之時通常都會通過這些地方表現出來。恐則氣下，氣血相伴，所以血亦向下，所以會出現「臉被嚇得慘白的情況」。但是液體的速度總沒有氣體快，所以血來不及供養腿部，就會出現「嚇得腿都軟了」的情況。而且腎司二便，氣下而亂傷及腎精，就會讓膀胱失去管轄，於是「尿褲子」的尷尬境況就產生了。當然，這只是受恐時的壓力反應。然則，受恐過度就會傷腎頗深，進而出現大小便失禁，甚至出現陽痿等症狀。

這種生活案例並不少見。據某案例記載河北省遵化縣某村一個四十歲的電工馮某，因患陽痿三年到醫療隊就診。經幾番檢查，楊某回憶起了引起的病因。原來有一次馮某修理農田裡用於距離地面一．五深的抽水灌溉的馬達。修理時，馮某需要關掉電閘下到馬達處，並且坐在馬達的轉動帶上才能修理。然而就在馮某即將修好還沒來得及離開的時候，一個農民因著急灌溉不知道下面有人就合上了電閘，結果馬達暫時啟動，馮某從馬達帶上被拋起，險些掉入深井。因此受到了驚嚇，事後就發現自己陽痿不舉，而且數年未癒。這就是典型的因恐傷腎的例子。

有趣的是，現代科學還就此做過實驗。他們將白鼠分為兩組，其中一組服用腎氣丸，然後用貓叫等一系列方法使白鼠處在驚恐的狀態下。最後實驗證明，沒有服用腎氣丸的白鼠出現了明顯的腎虛現象，而服用腎氣丸那組則相對而言情況較好。所以，恐傷腎，毋庸置疑。

所謂心病還得心藥醫，所以對付「恐」這種情志，我們也可以從情志上下手。而應對方法也早有記載，早在《黃帝內經》裡就有大篇的記載用一種情志來治療另一種不正常的情志，謂之「五志相勝法」。中醫一直與自然緊密聯繫，將五行融入其中，講究一個相生相剋的原理。五臟「肺、肝、腎、心、脾」，分別對應五行「金、木、水、火、土」，又對應五志「憂、怒、恐、喜、思」。從五行上看，腎屬水，脾屬土，唯有土能剋水，因此，恐懼傷腎，應由思慮來治。大家一定都知道「杯弓蛇影」這一成語，一朝被蛇咬三年怕井繩，飲酒者錯以為杯中的弓影為蛇而產生恐懼的心理，於是就變得不安寧了。後經朋友找出並解釋原因，方才釋然。因此，所謂思勝恐，重在找出令人生恐的原因。

利用思勝恐治療傷腎案例頗有記載，《儒門親事》裡有一個名醫叫盧不遠，一天，一個姓沈的人來找他看病，問了半天，原來這個人其實就是怕死，總是想著自己哪一天就死了。結果精神也變不好，身體也總是有一些大大小小的毛病。於是盧不遠就給他講了很多人生之理，並開了一個方子。結果第二天他又著急地來了，說自己算了一卦，十日之內必死。盧不遠見此就留他下來一起參禪悟道，認識生死。結果十日以後，那人也沒死，身體也好了許多。從此他就再也不怕死了。

五行雖可相剋卻也相生，七情太過皆可對腎造成傷害，例如土生金，金生水，對應的思考多了就會憂慮，憂慮過頭就會擔心害怕。所以平常我們也要學會情志養腎。

情志養腎法一：不時禦神。《黃帝內經》裡說：「不時禦神，務快其心，逆於生樂，起居無節，過半百而衰矣。」其意思就是說，如果不懂得駕馭、控制自己的精神情緒，貪圖一時的快樂，不規律的生活，必然會加快衰老。這是有道理的，中國古人一直提倡凡事要「平心靜氣」、「泰然若之」，無論生活工作，我們都要儘量做到冷靜客觀地對待各種事情，以平衡心應對，方可頤養天年。就像《養心說》中述說的「未事不可先迎，遇事不可過憂，既事不可留住，聽其自來，應以自然，任其自去，忿懥恐懼，好樂憂患，皆得其正，此養心之法也。」

情志養腎法二：少私寡欲。這個理解起來簡單，正所謂「人為財死，鳥為食亡」，這裡很明顯的透露這一個訊息——欲望。有欲望本不是件壞事，有欲望才有追求，但求之過甚皆可傷身。老子《道德經》裡就說過要：「見素抱樸，少私寡欲。」《黃帝內經》就主張「恬淡虛無」。書中還有一個養生格言叫「高下不相慕」，就是勸解人們不要因他人的得失好壞而嫉妒，以免落得一個周瑜的下場。

情志養腎法三：志向高遠。少私寡欲只是勸解要以平常心生活，不是讓你碌碌無為的。腎藏志，腎精充足的人通常志向也頗為遠大而且意志堅定，難以動搖。反而言之，你若志向高遠，心胸廣闊，腎精也會因此充盈。

我們常言笑一笑，十年少，愁一愁，白了頭。可見，一個好的性情對我們的生命起著多麼重要的作用。腎又是我們的長壽之官，更應該多注意情志對其的影響。試試上面的方法，讓我們快樂過一生。

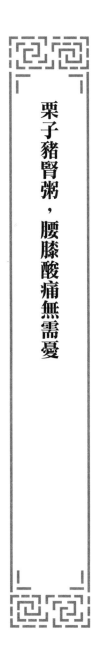

栗子豬腎粥，腰膝酸痛無需憂

在我們的印象裡，男性到了中壯年，本應該是更加孔武有力，臂力過人，可是卻有很多人出現了腰膝酸軟的症狀，以致全身都使不上勁。前一陣子，我在路上碰見了小張，很久沒見了，就一起走著聊聊天，可是還不得十分鐘，他就說感覺腰膝酸痛、發涼，腿軟，覺得沒有力氣，站著非常難受，我便詢問他這種症狀多久了，他說：「之前很久就有了，偶爾犯一次，可是也沒太耽誤工作，就沒拿它當回事，自己買了點六味地黃丸吃，誰知最近卻越來越嚴重了，手腳也不如以前暖和了。」我一看他面色有些蒼白，便說：「你什麼時候自己當上醫生了，知不知道自己吃錯藥了啊。」後來和他說明了原委，他才恍然大悟。

其實，像小張這樣的情況，生活中並不少見，感覺腰腳不舒服就自己買點藥，結果卻越吃越嚴重。很多情況下，腰膝酸痛的確是由腎虛引起的。「腰為腎之府」，「府」有「住宅」的意思，也就是說，腎位於腰部，腰就相當於腎的住宅，如果腎虛，那麼腰勢必會受到牽連，出現酸痛無力的症狀。這就好比住在宅子裡的人生病了，使這個宅子失去生機，變得死氣沉沉一樣。關於腎虛腰痛的症狀，《金匱翼．卷六．腰痛》中描寫得比較詳細：「腎虛腰痛者，精氣不足，足少陰氣衰也。……其症形羸氣少，行立不支，而臥息少可，無甚大痛，而悠悠戚戚，屢發不已。」沒錯，腎虛腰痛者雖然痛，站一會就感覺站不住，可是卻沒有什麼大痛，但有一點，那就是反反覆覆發作。此外，腎主骨，所以腎虛後還會感覺腿部軟弱無力。

可能有人疑問，六味地黃丸不就是補腎的嗎？為什麼小張吃了之後腰膝酸痛會越來越嚴重呢？其實，很多時候大家是只知其一，不知其二。腎虛腰痛有可能是腎陰虛引起的，也有可能是腎陽虛引起的。怎麼區分呢？腎陰虛者，所表現出的症狀是腰痛綿綿，面色發黑，頭暈耳鳴，口乾舌燥等；而腎陽虛者則感覺腰間冷痛，手腳也會發涼，面色蒼白沒有血色，便溏（大便不成形）等。由此可見，小張正是由於腎陽虛導致的腰膝酸痛，而六味地黃丸是滋補腎陰的，吃它來治療豈不是南轅北轍，只會越吃越嚴重。

那麼對於腎陽虛引起的腰膝酸痛有什麼好辦法呢？俗話說：「腰酸腿軟缺腎氣，栗子稀飯賽補劑。」下面我就教大家一個「栗子豬腎粥」。準備栗子十個（或三十克）、每日清晨空腹嚼食，再進豬腎大米粥。此方源於李時珍的《經驗方》。栗子在這裡為要藥，另服用豬腎以助藥力。也可以將栗子去皮後切成碎粒，豬腎洗淨切成薄片，然後將粳米、栗子放入鍋內，倒入適量的冷水，待粥將沸時放入豬腎，再沸時改用小火慢煮，見米爛粥稠時，放鹽調味即可。如果豬腎不方便吃，也可以不放，單獨用栗子做粥，可能見效會慢一些。

栗子，也就是板栗，素有「乾果之王」的美稱。每到金秋時節，甜香的糖炒栗子便開始重裝上陣了，我有時也會忍不住去買一袋解解饞。其實，栗子不僅美味，還有更高的藥用價值。栗子對於腎虛有很好的療效，被人們稱為「腎之果」，《名醫別錄》中還將栗子列為上品。栗子味甘性溫，入脾、胃、腎經，具有養胃健脾、補腎壯腰的功效，《本草綱目》中也指出：「栗治腎虛、腰腿無力。」

栗子補腎的功效在不少醫籍中都有所記載。

蘇東坡的弟弟蘇轍食用栗子治好了腰酸腿軟。他因為年老後陽氣漸漸衰退，腰酸腿軟而痛苦不堪，後來得到一個「舊傳方」，那就是食用板栗，並因此作詩一首：

「老去自添腰腿病，山翁服栗舊傳方。客來為說晨興晚，三咽徐妝白玉漿。」也就是說每天早晨和晚上，把新鮮的栗子放在口中細細咀嚼，直到滿口白漿，然後再一次一次地慢慢吞咽下去，堅持一段時間，便能收到效果。梁代陶弘景也說過：「相傳有人患腰腳弱，往栗樹下食數升便能起行。」但是有一點需要注意，栗子生食難於消化，所以，一般中老年人每日早晚各吃風乾的生板栗五至十枚，即可以起到有效預防和治療腎虛、腰酸腿疼的目的，而脾胃不好的人生食不宜超過五枚。熟吃也不要多吃，最好不要超過十個，否則容易滯氣。

我們再來看看豬腎。在前面的章節中，我們已經提到了豬腎，它味甘鹹，性平，鹹入腎，可以引導藥力到達腎。此外，《內經》言「腎在畜為彘」，「彘」即是豬，也就是說腎與五畜中的豬相對應，用豬腎來助藥力要比其他的好。豬腎也可以略補腎氣，中醫有「以臟補臟」的理論，認為腎虛則可以用動物的腎來補益。

除了上面的食療法，大家還可以配合著做一些簡單的體育鍛煉法。例如，旋轉腰部，向左、向右各轉四圈，反覆四至八次；屈膝轉動雙膝，向左、向右各轉四圈，反覆四至八次。行走、慢跑時，注意運動量不要過大，強度、持續時間、頻率應適合自己的情況，一般說來，強度應小，時間逐漸增長，頻率適度增加為好。也可以自我按摩，堅持早晚用雙手分別推摩腰、腿及雙膝，腰、腿由上向下按摩三十至六十次，膝部由內向外然後由外向內按摩。

腰膝酸痛雖然不算什麼大病，但是那個難受勁兒也讓人很受折磨，所以，平時男性朋友們一定要注意節制房事，少喝寒涼的東西，注意保暖，否則很容易損傷腎陽，甚至腰膝酸軟，腿腳無力。此外，腰膝酸痛也有可能是風虛腰痛、濕熱腰痛、濕冷腰痛、瘀血腰痛等，也有可能是其他疾病引起的，例如慢性腎炎、腎下垂、腰肌勞損等，所以要辯證清楚再進行治療，也為時不晚。

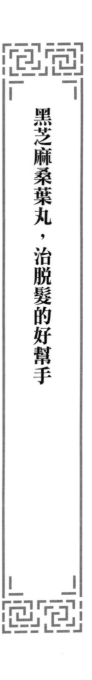

黑芝麻桑葉丸，治脫髮的好幫手

對於女人來說，減肥是她們心中永遠的痛，那麼對於男人來說，脫髮也算是他們心中難解的結了。著名作家賈平凹，就曾經寫過一篇關於自己「禿頂」的文章，在文章裡，他說道「我的禿頂不屬於空前，也不屬於絕後，是中間禿，禿到如一塊溜冰場了，四周的髮像一圈鐵絲網。而同時，鬍鬚又黑又密又硬，一日不刮就面目全非，頭成了臉，臉成了頭。一禿頂，腦袋上的風水就變了，別人看我不是先前的我，我也怯了交際活動，世界日趨沙漠化，沙漠化到我的頭上了，我感到非常自卑。從那時起，我開始仇恨獅子，喜歡上了帽子……」

可見，這樣知名的大家都會為脫髮、禿頂而犯愁、自卑，又何況我們這些平民百姓呢？生活中，有很多男性前額的髮際與鬢角往上移，前頭與頂部的頭髮稀疏，缺乏光澤，變黃，發軟，最終可能會額頂部一片光禿或有些茸毛。頭髮是人類美容的第一要素，年紀輕輕就頂著個光頭，這不僅影響了自己的形象，使自己看起來顯老，同時還帶來了很多生活上的問題。例如，脫髮會讓男性找對象比別人更困難。一項網路調查顯示，百分之九十的女性在找男友時選擇有房產、不脫髮男性，因為在她們心目中「脫髮」是「不帥氣」的代名詞，由此，許多脫髮者成了無人打理的「剩男」。脫髮者由於形象問題，還會常常故步自封，使人際關係變窄，就像賈平凹那樣「怯了交際活動」。

有很多人開玩笑說「聰明」以致「絕頂」，還有人認為脫髮是頭髮根部出現了問題，許多防脫髮的藥物也都是直接用在頭部。其實，中醫認為，脫髮很多情況下是腎陰虛的表現。《素問．六節藏象論》中指出：「腎者，……其華在髮」，「華」就是榮華外露的意思。腎是藏精的，如果一個人腎的精氣充足的話，表現在頭髮上就是烏黑光澤的；那麼反過來，如果一個人頭髮枯槁、脫落，則也可以反映出他腎陰虛、腎的陰液、精氣不足。可能有人問，不是有一句話叫「髮為血之餘」嗎？沒錯，頭髮的生長有賴於血液的濡養，但是頭髮的生機根源於腎氣，且精血同源，二者相互轉化，所以，腎虛會使精血不足，不能向上到達人體的最頂部，使頭髮得不到足夠的營養，引起頭髮脫落。

有人說，我每天也會掉很多頭髮，是不是脫髮啊？其實，正常情況下，每人每天都會掉頭髮，大概在六十至八十根左右。頭髮有它自己的壽命，長到一定程度，自己就會老死。你在梳頭和洗頭的時候會出現較多的脫髮，這是因為已處於休止期尚未脫落的毛髮受牽拉而脫落，屬於生理性脫髮。但是如果一個人每天脫落的頭髮超過了一百根，或者突然性地大量脫髮，以致頭髮逐漸變的稀疏，那麼就可以判定是一種病態了。

發生脫髮和禿頂的男性不在少數，有沒有什麼妙方可以讓他們聰明而不絕頂呢？我在這裡教大家一個方法。準備黑芝麻五百克，可以自己炒熟也可以買現成的熟芝麻，再準備乾桑葉六十克，共同研為細末，用蜂蜜調為丸狀，如杏核那麼大一枚，我叫它「黑芝麻桑葉丸」，每日早晚各服用一枚，堅持服就會見到效果。

黑芝麻味甘性平，歸肝、腎經，具有補肝腎，益精血的功效。對於腎虛引起的鬚髮早白和脫髮具有很好的療效。其實，白芝麻也有烏髮養髮的功效，但是黑色入腎，這在前面的章節也提到過，所以在這裡選用黑芝麻為原料，可以直接使營養到達腎，改善腎陰虛。也有人用黑芝麻三十克，粳米一百克，枸杞子十克，用這三味共同來煮粥來治療脫髮，這也是不錯的選擇，枸杞子也是補肝益腎的佳品。

我們再來看看乾桑葉。桑葉是桑科植物桑的乾燥葉，有詩曰「羅敷善蠶桑，採桑城南隅」。沒錯，桑葉是蠶的主要飼料，蠶寶寶晝夜不停的吃桑葉，生長的很快，而後它會把桑葉轉化為潔白的絲，再用絲來編織自己的繭，據資料上說，繭一般是由長度為三百米至九百米連續的絲製成的。可見，蠶食桑葉後化絲做繭的厲害。其實，人吃了桑葉後，也有利於身上的「絲」長長，而這「絲」不是別的，正是我們的青絲——頭髮。

桑葉雖味苦、甘、性寒，但是《本草新編》曾評價它：「桑葉之功，更佳于桑皮，最善補骨中之髓、添腎中之精……」前面我們說過，脫髮多是由於腎陰虛導致的精血不足，所以用桑葉可添腎中之精，促進生髮長髮。現代，一般的中醫大多會用桑葉來祛風斂汗，平肝明目，大家可能比較熟悉也是這些，但是在古時，人們經常用桑葉來長頭髮。《千金方》中就記載過，「治頭髮不長，桑葉、麻葉，煮泔水沐之，七次，可長數尺。」意思是說，想治療頭髮不長，可以用桑葉和麻葉煮淘米水洗頭，七次後，可令頭髮速長。《本草綱目》也記載過：「桑葉明目長髮。」此方在古代，常被女子用作「止脫護髮素」。

除了治療，我再教大家一個預防脫髮的按摩方法。主要是按摩頭皮，步驟為：輕柔地上下按摩頸動脈附近，即耳朵下面頸部的頸動脈搏動處；輕輕地按揉頭部兩側（耳朵上面的部位）；均勻地按摩後腦的枕部。按摩前要將手洗淨，動作要輕柔，上述三個部位都要按摩到位，可早晚各一次，最好能持之以恆。頭皮按摩可以促進血液循環，改善毛囊的營養，促進頭髮的再生。

很多時候，人們對於這種預防並不在意，當時並未禿頂的賈平凹也是一樣，他在文章中寫到：「我在四年前是滿頭烏髮，並不理會髮對於人的重要，甚至感到麻煩……」後來他便開始脫髮，直到洗頭時水面上漂一層才開始緊張，結果抹了生髮膏也沒管用。男性看待頭髮，並沒有女性看的那麼重要，所以在平時的護理上也不加以注意，等失去了才知道後悔。不是還有一句話叫「身體髮膚，受之父母」嗎？所以，男性朋友在平時也要愛惜自己的頭髮，不要嫌麻煩，多做做按摩，少用肥皂洗頭，少染髮，合理飲食，調節壓力，戒除手淫，節制房事等。

此外，發現脫髮後，一定要辨證論治，腎陰虛只是引起脫髮的原因之一，也有很多人可能因為血液熱毒堆積，感染了病原體所致；或者雄性激素分泌多；或者遺傳因素等，總之要對症下藥，才可以收到滿意的治療效果，切莫南轅北轍，耽誤了病情。

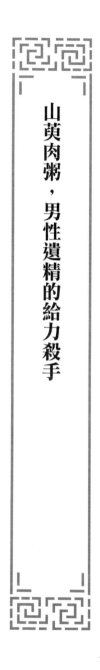

山萸肉粥，男性遺精的給力殺手

生活中有很多男性會有這樣的經歷，晚上睡覺時夢見與異性發生性交，或者觸摸異性的身體，或者欣賞異性的美貌，當夢者興奮時便會發生射精的動作。但是也有很多人夜間無夢，甚至白日清醒時精液自行流出，我們稱之為「滑精」。其實，夢遺和滑精都屬於遺精，二者在根本上沒有太大區別，而是遺精輕重不同的兩種表現，有夢而遺精往往是清醒滑精的初期階段。

很多男性一發現自己遺精了便很害怕，是不是得了什麼嚴重的病？其實，遺精有生理性遺精和病理性遺精之分。男子一般到了青春期以後便會有遺精的現象，在現在的社會，初次遺精的年齡從十一、二歲到十五、六歲都是正常的，這是男子性成熟的一個標誌，所謂「精滿自溢」，是因為精液積存過多，稍微受點刺激就會引起遺精，也稱溢精，這是生理現象。

生理性遺精一般每個月二至三次，遺精量多而精液粘稠，遺精時陰莖勃起功能正常，這對身體健康、生育以及工作學習並不會產生不良影響，男性進入中年之後這種現象一般就會消失。但是病理性的遺精就會發生的比較頻繁，三五天一次或更頻繁，精液量少而清稀，遺精時陰莖勃起不堅，或者根本不能勃起，並伴有頭暈，畏寒，精神欠佳，腰酸腿軟，身體乏力等症狀，這就需要及時治療了。

欲治其病，必知其因。病理性遺精是怎麼引起的呢？中醫認為，「遺精不離腎病」，的確，遺精多是因為腎陽虛導致的。腎是藏精的地方，很多男性喜歡大量吸菸，飲酒無度，過食肥甘，常常自慰或者房事過度，這樣很容易損傷腎的陽氣，造成腎陽虛，導致精關不固，不能藏精，精液自行流出。打個比方就很好理解了，如果把腎比作一口缸，那麼精液就好比裡面的水，如果缸受到了損壞，出現了縫隙，裡面的水就會自動的滲透出來。

中醫把精液看得十分寶貴，認為「十滴髓生一滴血，十滴血生一滴精」，如果損失了精液，就會大傷元氣。所以，治療遺精一定要及時。如何治療，我在這裡教大家一個方法。準備山萸肉十五至二十克，粳米一百克，白糖適量。將山萸肉用冷水浸泡，沖洗乾淨後去核，粳米淘洗乾淨，再將山萸肉與粳米一同放入沙鍋內，加入冷水，先用旺火煮沸，再改用小火煮至粥將熟時，加入白糖調味，稍煮即可食用。每日一至二次，三至五天為一療程。

山萸肉就是山茱萸，即是王維「遙知兄弟登高處，遍插茱萸少一人」詩中所提及的茱萸。它是我國常用的名貴中藥材，其應用歷史悠久。入藥始載於東漢《神農本草經》，被列為中品。山茱萸微溫，無毒，入肝、腎經，具有補益肝腎，澀精固脫的功效，它以其補力平和、壯陽而不助火、收斂而不留邪等特殊功效被歷代的醫學家所喜用。張仲景就以山茱萸為君藥創制了「金匱腎氣丸」，用於溫補腎陽，而「君藥」就是指在這個方劑中，針對主要症狀起主要治療作用的藥物，可見山茱萸補腎的功效。所以，對於腎陽不足引起的遺精，單用它做粥也有很好的療效。

其實，早在西漢時代，山茱萸就被人們用來作為避邪之物。晉代葛洪在《西京雜記》中就記載，漢高祖劉邦的寵妃戚夫人於每年九月初九，頭插茱萸，飲菊花酒，食蓬餌，出遊歡宴。人們認為，九月初九是逢凶之日，多災多難，所以才會插茱萸來避邪，其實這與它能夠補腎壯陽，增強人一身陽氣、正氣的藥用價值是分不開的。

我們再來看看粳米，將山茱萸與粳米一起煮粥，不僅美味好吃，而且還會使藥效增加。這是什麼原理呢，讓我們一起探個究竟。「粥」字，由一個「米」和兩個「弓」組成，「米」指米粒，「弓」意味「張開」、「扯大」。所以，「米」和「二弓」聯合起來就表示「把米粒從左右兩邊同時扯大」，「粥」的本義也是用水和火把米粒體積增加到最大時候的米飯。這樣食用起來不僅營養豐富，也容易消化，便於吸收。此外，粥最上面的一層粥油能夠補液填精，對滋養人體的陰液和腎精大有裨益，所以歷代的醫學家常用米粥作為配合藥療的調養珍品。遺精是由於腎陽不足，精關不固導致的精液流失，所以用粳米粥來配合山茱萸不僅易於吸收，還可以補液填精，可以說是助山茱萸一臂之力。

除了用這個方法外，在這裡我也給大家推薦兩個運動療法。一是站樁，做法是挺胸塌腰，屈膝做四分之一蹲（大小腿彎曲角度為一百二十至一百四十度左右），頸部挺直，眼視前方，兩臂前平舉，好像兩手握重物似的，並盡力往前伸，兩膝在保持姿勢不變的情況下，盡力往內夾，使腿部、下腹及臀部保持高度緊張，持續半分鐘後，走動幾步，讓肌肉放鬆後再做，如此反復進行，次數自便。每天早晚各做一回。隨著腿力的增強，持續的時間可延長些，重複的次數可逐漸增加。二是提肛，坐在床上做收縮肛門的動作，其動作就好像忍大便的樣子，每晚睡前進行，每次可做四十八至六十四次，收縮時吸氣，放鬆時呼氣，動作宜柔和緩慢而富有節奏。運動療法要每天堅持做，不可三天打魚兩天曬網，只要堅持，就會收到效果。

腎陽不足、精關不固的遺精者，在平時的飲食上最好多吃些溫腎固澀之品，如蓮子、芡實、核桃仁、牛肉、蝦、海參、韭菜等；少食辛辣刺激性食物，如煙、酒、咖啡等。睡覺時還要注意不要穿過緊過窄的內褲，被褥不要蓋得太厚，因為這樣也容易對陰莖產生刺激。此外，遺精也有可能是由於尿道炎、精囊炎或者前列腺疾病等所致，所以發現遺精過頻後，最後到醫院診斷後再加以治療。

酸酸甜甜烏梅湯，治療血尿的良方

尿液是人體新陳代謝的需要，可以幫助我們排除代謝的廢物。很多人對尿液不以為意，沒錯，雖然它是排泄的廢物，但是大家千萬不要小看它，中醫學認為人尿可以入藥，特別是童子尿，李時珍的《本草綱目》中就記載了和人尿有關的中藥，如秋石、溺白沂等。尿液對於我們來說，還有一點很重要，那就是它的顏色可以幫助我們判斷身體的狀況。

正常人的尿液一般呈淡黃色，但有時候，當人體出現某些問題的時候，尿的顏色也會改變，可以像彩虹一樣呈現出紅、黃、棕、綠、藍、白、黑等多種不同的顏色。而對於病理尿來說，最常見的就是紅色尿了，這時候可要注意，排除吃了立汎黴素、酚紅等藥物的原因，那麼就極有可能是血尿了。

血尿，顧名思義，就是尿中帶血，小便中的血液量超過了正常量，異常增多。血尿較輕的情況下，肉眼是看不見的，需要在鏡下觀察，才能發現尿液中紅細胞增多，我們稱之為鏡下血尿。但是，如果一千毫升尿液中含有一毫升血液，那麼我們肉眼就可以看見小便呈現血樣或者洗肉水樣，甚至含有血凝塊，稱之為肉眼血尿。

鏡下血尿也好，肉眼血尿也罷，都是提醒我們的身體出現問題了。有可能是炎症，如急慢性腎小球腎炎、泌尿系統感染等。也有可能是腎結石、前列腺增生等。但是也有一個原因，容易被我們忽略，那就是腎虛火旺。這種情況下，尿血會頻頻發作，顏色呈現鮮紅色或淡紅色，並且還會頭腦昏沉，眼花，時不時的就會感覺耳朵中有嗚響聲，晚上心煩得很，翻來覆去睡不著覺，口中乾燥等。

男性一直在忙於奔波事業，特別是到了中年，由於壓力經常熬夜，而這個時候交際也廣了，應酬也多了，這很容易就耗損了體內的精氣，以致腎陰虛。陰陽平衡乃是生命活動的根本，陰陽平衡，人才健康、有神。可是腎陰虛後，打破了這種平衡，使陰不制陽，陽相對亢盛並生熱化成虛火，旺盛的腎火在體內胡亂竄動，灼傷了脈絡而出血，所以，有的人表現為鼻出血，有的人表現為便血，而有的人則表現為尿中帶血，即血尿。

得了腎虛火旺型的血尿，不要驚慌，我在這裡教大家一個用烏梅的方法。一提起烏梅，大家都想到了它的酸，《品匯精要》中說烏梅：「二月結實如豆，味酸美，人皆啖之。」沒錯，烏梅酸美的味道，讓人一想、一看便口中生津，所以，當年曹操才會給口渴的士兵們指出，「前方不遠處有梅林」，令士兵們「望梅止渴」。其實，烏梅不僅有生津止渴的作用，將它做成烏梅湯，還可以治療腎虛火旺引起的尿血、便血等。準備烏梅十枚，白糖二十克。將烏梅打爛，加水煎湯，調入白糖調味，酸酸甜甜的烏梅湯就做好了。要記得每日一劑。

烏梅，性溫，味酸澀，烏梅生津止渴靠的是它的酸味，其實，治療血尿靠的也是它的酸味。《綱目》中曾記載：「烏梅、白梅所主諸病，皆取其酸收之義。」也就說烏梅的酸味具有收斂的作用，可以斂腎虛引起的浮熱，也可以斂虛火，以達到止血的目的。《醫說》中還曾記載說，曾魯公痢血一百多天了，很多醫生都治不了，後來陳應之用一枚鹽水泡的梅肉，把它研爛，與臘茶（茶的一種）一起放入醋中服用，吃了一次就好了。

在買烏梅的時候，如果有條件的話，最好選用成熟後才從樹上採摘下來的青梅，選果肉飽滿的、用柴火的煙燻製而成的。要知道十斤青梅才能燻製一斤烏梅，這樣的烏梅從表面上看起來色澤黑亮，果肉飽滿，聞一聞會有煙火味。而有一些次品是撿未成熟時因為各種原因掉下來的果子，這樣燻完後的烏梅，表面上看起來基本沒肉，可能只有一層果皮。超市里也有賣烏梅的，看上去果實也很飽滿，但是那是零食，裡面加了防腐劑和添加劑，藥效很差。烏梅也有用電燻製成的，這樣燻出來的梅子藥效也要差很多。

除了這個方法外，我再教大家一個方法，以供選擇。用阿膠三十克，隔水燉化服用，每日一劑。阿膠在中國有著悠久的歷史，距今已有兩千年的生產歷史，現在大家最熟悉的就是東阿阿膠了，這是因為阿膠的原產地是山東的「東阿」。其實，膠最初是古先民在狩獵與勞動的過程中，熬製動物角與皮時發現的，具有不錯的粘合力，並可以食用，且能治療某些疾病的稠狀物。而阿膠是用驢皮經煎煮、濃縮製成的固體膠，在《神農本草經》中被列為上品，與人參、鹿茸並稱為「滋補三大寶」，具有滋陰潤燥、養血、止血的功效，適用於多種出血症。對於陰虛火旺導致的出血尤為適宜。所以，如果上好的烏梅買不到的話也可以用阿膠來治療血尿。

腎虛火旺型的血尿患者在飲食上應有所選擇。要忌食辛辣刺激性食物，如蔥、大蒜、辣椒、酒等，少吃油膩的煎炸食物；忌食狗肉、羊肉、蝦蟹等發物，少吃海產品、豆製品和動物內臟。而是要多吃一些滋陰降火、涼血止血的食物，例如苦瓜、冬瓜、芹菜、藕片、木耳、花生、荷葉、海蜇等。此外，發現尿中帶血後一定要去醫院檢查清楚，前面我們也提到了可能是其他疾病引起，而且血尿百分之九十五以上都是由於泌尿系統感染所致，千萬不要自己盲目治療，耽誤病情。

第三章

怎麼養腎最健康？最簡單的護腎養腎法

目前大家都很「忙」，或者是很「懶」，平時很少有時間去養生。一天下來疲憊不堪，也沒有那個精力去關心養生的方式。實際上養腎方法很多，有些即便你足不出戶，即便忙得焦頭爛額，也可以有足夠時間來進行保養，下面我們要介紹的，就是這種簡易的養生方。

男人四十不惑，按摩耳朵志氣發

我們常聽說一句話：男人要「三十而立，四十不惑」，為什麼男人要「四十不惑」？何為「不惑」？「惑」字從心，「或」有搖擺不定的意思，也就是說四十的男人在這時候要學會從心態上、神智上學會沉澱，擺脫年少輕狂的心境。有人如此形容男人：少年時期像隻猴，中年時期像頭牛，老年時期像條狗。四十的男人就應該像頭牛，不僅從精神上要有牛一樣的忍辱負重，身體上也要像牛一樣強壯有力，這樣才能撐起一家重擔。然而有的男人卻在四十的時候依舊碌碌無為，甚至總是舉棋不定，精神萎靡，這有時候或許不是精神上的原因，而是身體出了問題，準確地說，是腎出了問題。

腎是什麼？器官？沒錯，但腎對於男人的重要性可不是簡簡單單的一個器官就能

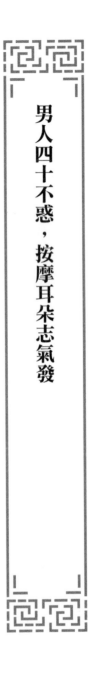

概括的。《黃帝內經·素問·調經論》中說「腎藏志」。也就是說人的志氣、志向是藏在腎裡的。男人最不能缺少的是什麼？就是志氣。我們常言「有志者，事竟成」，一個男人要想有所成就，就一定要有志氣、志向。有人笑言，這志氣是精神上的事，與腎何干？中醫裡言「腎藏精」，精為何物或難以形容，但身體內津液的正常運行與代謝卻與腎精的蒸騰息息相關。可以說腎精蒸騰後的腎氣對體內的津液有著統領作用。我們常形容青少年是「朝氣蓬勃」、「志氣風發」，形容老人則是「老態龍鍾」、「老來糊塗」這種詞語，這就是因為年輕人腎好，腎精足，有精神有志氣，而人老了以後腎不行了，腎精氣化無力，就像即將報廢的引擎沒有辦法將燃料轉化為動力，機器自然不能正常運作。所以，要想老來還「精神矍鑠」，平時就要對腎好一點。

我們身體上有很多地方對腎都有很好的保健作用，例如我們用來傾聽世界的耳朵。有人覺得奇怪了，耳朵在腦袋上，離腎那麼遠，怎麼保健？大家好好看一下耳朵，再看看有關腎的圖片，就會發現，耳朵和腎其實長得很像。其實，這是有原因的，因為耳朵和腎有「血緣關係」的。《黃帝內經》裡言，「腎開竅於耳」。腎的好壞與耳朵的聽力有著密不可分的關係，腎好則聽覺靈敏，腎若衰退則聽力下降，這就是為什麼老人會出現耳聾眼花的情況了。而且，中醫還言「心為耳竅之客」，換言之，心與腎關係密切，且兩者關係正常時才能維持耳朵功能的正常，腎屬水，心屬火，水火不容卻又相互制約，倘若一方勢弱，水不能制火，火氣過盛就會出現心神不定、耳鳴、耳聾甚至幻聽的現象。

中醫的眾多診斷方法裡有「望耳」這麼一個診斷方法。耳朵與腎關聯如此緊密，我們自然也能從耳朵的表現上讀出腎的好壞。健康狀態下我們的耳朵是紅色肉厚有潤澤之氣，此乃先天腎氣充足的表現。但如果變了顏色，就說明你的身體出問題了。耳朵蒼白，則大多為貧血之症；耳垂發青，就說明你房事可能需要節制；耳薄並且呈紅或黑，則說明你腎精虧損；如果耳輪出現乾枯焦黑的情況那就不妙了，很可能這個人的腎已經極度虧虛，身體或生命可能岌岌可危。既然從耳朵可以看出腎的好壞表現，那麼我們也可以從耳朵下手對腎進行保健。

生活中我們最常見作用耳朵的手法就是「揪耳朵」，老婆總是喜歡揪丈夫的耳朵，並且嘴裡還喜歡罵一句「沒骨氣的東西」。好像揪了耳朵就能讓丈夫有骨氣、有志氣似的。其實也並非完全沒有道理，揪耳朵在很多時候是可以讓一個人神志歸一，不再恍惚。有很多老師上課的時候對付那些容易走神的孩子就喜歡用「揪耳朵」來讓孩子的注意力集中，令其「明志」，其實這與耳朵能夠作用於腎脫不了關係。這裡提醒，揪耳朵力度要適中，以不疼為限度，不可因此引申為體罰暴力。說了這麼多，我們還是細說一下這「揪耳朵」的各種方法吧！

方法一，雙手拉耳。將左手繞過頭頂，揪住右耳拉動數十次，然後再換右手拉左耳數十次。現代醫學發現拉耳朵的方法可以安神，對焦慮情緒起鎮靜作用。其實是因為拉耳朵可以強腎，腎水得以補足，心火就得到制約，心神不定的情況就沒有了。

方法二，雙手掩耳。用雙手的手心捂住雙耳，其它手指自然地放在腦後。然後用兩手的食指彈擊中指，這時候你會聽到「隆隆」的響聲，這就是流傳千年的「鳴天鼓」。「鳴天鼓」由元初著名養生家全真教掌門人丘處機所創，這位大師一生遵循養生之道，甚至還影響了成吉思汗，而其也活到了八十歲高齡。後來這一方法更是被我國傳統健身法「八段錦」和「易筋經」所納入，且《易筋經》裡言，「左右鳴天鼓，二十四度聞。」所以，做鳴天鼓時，左右要彈擊二十四下，節奏要均勻緩和，力度要由輕至重。

方法三，搓彈雙耳。用雙手分別握住左右耳朵的耳垂。輕輕地搓摩，直到耳垂發紅發熱為止。接著揪住耳垂往下拉，再放開手令耳垂復原。每天做二至三次。其實這種方法在我們很小的時候就有所用及。小時候要是受到了什麼驚嚇或恐嚇，媽媽都會輕輕揉搓我們的耳垂並輕聲呼喊的名字，這個在民間被稱作「叫魂」。為什麼會有這樣的方法呢？其實這與我們的腎有不可分的關係。中醫裡言「腎在志為恐」，恐懼或驚嚇都會使腎受到傷害。大家都知道受到驚嚇時有「嚇得腿都軟了」或者「尿了褲子」的尷尬情景。這就是因為腎主水，又主骨，受到驚嚇後，腎精不固，就會大小便失禁，又不能主骨，就會兩腿發軟。甚至因腎傷心，出現神志不清的現象。

方法四，用雙手由前向後的推耳朵，以聽到「嚓嚓」的聲音為度，此時就可以達到活躍腎臟的目的。

最後讓我們再回歸本質說一下耳朵的基本功能——聽。我們平常用耳朵傾聽世界萬物的聲音，殊不知，這些聲音中就有有助於於我們養腎的音調。古代音律中有五聲之說，分別為宮、商、角、徵、羽，五聲有正對五行，其中羽聲（相當於西方音樂的A調）屬水，可入腎。所以，我們可以偶爾可以停下來放著音樂，做一下我們上面保健方法，不失為一個養生享受。

腎在液為唾，吞嚥唾液也是養腎良方

養腎似乎一直是男性朋友經久不衰的話題，於是對於養腎良方，男性朋友們更是尋找不斷，正是因為有這樣的需求，各種價格不菲的補腎壯陽藥也層出不窮，簡直是「亂花漸欲迷人眼」，很多人已經不知道該選擇哪個了。其實，我們何必去花高價買一些未必管用的，甚至是副作用頻頻的產品，在我們的身體裡就有能養腎補腎、而且不用花一分冤枉錢的靈丹妙藥——唾液。

唾液，又俗稱為口水，外觀為無色稀薄的液體。或許很多人驚訝，像唾液這樣的物質也能養腎補腎？或許有的人認為唾液無所謂，但是歷代的養生學家卻給予了它很多甘霖美名，例如「金津玉液」、「玉泉」、「甘露」等等，這足以看出，養生家認為唾液是人體中十分珍貴的一種液體，並認為，「吞嚥唾液」是一種滋養腎精的保健方法。有意思的是，古人造「活」字，既示人舌旁有水方能活人，又言千口水可以成「活」也。

那麼為什麼「吞嚥津液」可以滋養腎經呢？中醫認為，人體中有五液，即汗、涕、淚、涎、唾，這五液是由五臟所化生並分屬於五臟，「心為汗，肺為涕，肝為淚，脾為涎，腎為唾」，「涎」和「唾」是口中的津液，清者為涎，稠者為唾。也就是說，唾液是脾腎的精氣所化生，故唾液裡含有很多有益於腎精的物質，不僅可以潤澤口腔、滋潤食物，吞嚥下去還可以起到滋養腎精，延年益壽的作用。春秋時期的老子也認為靈丹妙藥雖好，也不如自己的津液重要，可見，唾液在人體中有著任何藥物都無法取代的價值。

你也可以自己做一個實驗，那就是只要口裡一有唾液就把它吐出來，不到一天的時間，就會感到腰部酸軟，身體疲勞。「腰為腎之府」，如果神經耗損，那麼腰部勢必會酸痛。這反過來也證明了，吞嚥唾液可以滋養腎經，起到護腎作用，而多唾或久唾，則易耗腎精。

多唾易耗腎精，會使身體吃不消的，而反過來，吞嚥唾液則可以養腎精，使身體抗衰老，延年益壽。例如，清道光年間生於河南省的吳青雲，活了一百六十歲，他只要一有空隙就會吞嚥津液。例如，在集體勞動休息時，別人都坐下來談天說地，而獨他在一旁鼓漱吞嚥津液；眾人都在排隊購物時，別人只管歡聲笑語，而他卻默默無聞，利用這一點時間來吞嚥唾液。氣功家也會用吞嚥唾液的方法來滋養腎精，延年益壽。還有很多人都喜歡用吞嚥唾液的方法，在這裡就不一一列舉了，下面還是詳細說一下吞咽唾液的各種方法吧。

方法一：食玉泉。該法是在清晨起床後，起身端坐，或仰臥、站立，先凝神屏息片刻，輕輕吐氣三口，再閉氣咬牙，口內如果含著食物，就用兩腮和舌做漱口動作三十次，漱口時口內將生唾液，待唾液滿口時，用意念分三次將唾液送入丹田。如此重複三次，稱為三度九嚥，名為「食玉泉」。傳說此法為西漢道人蒯京所創，他堅持採用唾液養生，活到了一百七十八歲。此法初練時可能唾液不多，久練後便會自增。每天早晚各練一次，就會收到很好的養生效果，能使面部潤澤，精力充沛，體格健壯。

方法二：赤龍攪華池。赤龍即是指舌頭，華池即口腔。這個方法是在非飲食情況下，經常用舌頭在口腔內攪拌。不受時間地點的限制，自然放鬆肢體，排除雜念，閉目合口，用舌先從左上牙床內側轉至右，然後，舌再從右上牙床外側轉向左；再從左下牙床內側轉向右，又從右下牙床外側轉向左，如此反復各攪九次。繼之上下牙輕叩三十六次，用口中唾液鼓腮漱口九次。津液自生，漸至滿口，分三次徐徐嚥下，從而達到滋養腎精、健身祛病、益壽延年的目的。湖北武當山上的李誠玉道姑，她一百零六歲時還像青中年婦女一樣，仍然來月經。她就是把常叩齒、吞嚥唾液作為自己養生的一條重要原則。她還有句順口溜：「白玉齒邊有玉泉，涓涓育我度長年。」

方法三：細嚼慢嚥法。每餐嚼一千五百次為佳，每口飯嚼六十次為佳。凡是養生學家都強調，吃飯的時候要細嚼慢嚥，這是因為細嚼慢嚥可以多生唾液，送食入腹。一百五十歲的印度長壽老者曾說自己的長壽秘訣就是每吃一口飯，或者菜，都要細嚼慢嚥，嚼上三十二次，還有喝水或者喝飲料時，讓它們在口裡待一會，然後再吞下去。

方法四：舌舔上膛法。這是一個簡易生液法，也是大多數古代養生家備為推崇的一種方法。用舌頭常常舔上膛，唾液便可以涓涓自來，含而嚥之。

方法五：不唾法。唾液是「瓊漿玉液」，決不能隨便的吐掉。唐孫思邈在《千金方》一書中，用了大量篇幅論述了唾液對養生的極端重要性，視唾液為「吾身之寶」。他自己常年堅持「終日不唾，常含而嚥之」，活到了一百零一歲。

從這些方法中，我們可以看出，吞嚥唾液幾乎是自己隨時隨地都可以做的，非常簡單方便。此外，想要用唾液來滋養腎精，延年益壽，那麼就要想方設法多生唾液，愛護唾液，珍惜唾液，讓唾液為我所用，發揮唾液的真正價值。要知道，人體中的津液，除了唾液可回外，其他皆可出不可回。所以，我們一定要珍惜我們體內的「玉泉」。

若要腎精煥發，多做腳下功夫

電視上的鈣片廣告常說類似這樣廣告詞——「多補鈣，腰好背好腿腳好」。腰、背、腿腳都依賴於骨骼的支撐，補鈣有利於骨骼的強健，這是沒有錯的。但是如果補鈣對腿腳並不管用，就要考慮是不是腎出了問題了。古代醫學是這麼形容腎的，說「腎者，作強之官，技巧出焉」。那何謂作強之官呢？我們來看這個「作」字，「作」有興起之意，「作強之官」就是指能使身體昌盛恒通、動力不減的器官，也就是腎。我們前面說了腰的好壞與腎的強弱息息相關，其實腎不止對腰，對腳也起著關鍵性作用。腎不但以腰為府，更「主腰腳」。

腎對於腳的重要性從古就有所探究，《素問・上古天真論》裡面說：「腎臟衰，形體皆極。」就是說腎臟衰落，你的身體生命也算是走到了盡頭。對於腰腳，《諸病源候論》更是明確指出：「腎主腰腳，其經貫腎絡脊。」那腎為什麼可以「主腰腳」？《素問．六節藏象論》裡說：「腎者，主蟄、封藏之本，精之處也，其華在髮，其充在骨。」我們都知道骨頭裡是有骨髓的，骨頭因此才能堅硬有力。那這骨髓從何而來呢？就是由腎精所化，然後「充在骨」成為骨髓。所以腎精虧損，骨髓所化無源，骨頭失去營養，肢體就會出現問題。這其中又以下肢為甚，《扁鵲心書》中就說：「凡腰以下，腎氣主之。腎虛，則下部無力，筋骨不用。」由此可見，腿腳的健康與否與腎的充實虧虛息息相關。

既然腳與腎有如此親密的關係，那麼我們是不是可以透過腳對腎做出保健呢？當然是可以的。「萬病從腳起」，透過腳對身體進行治療或保健已經不是一天兩天的時髦事，早在《黃帝內經》中就有了足部保健養生的理論原則，而今更是因此養活了一大批人，各式的足療按摩館應運而生。當然，我們不一定非得去那種昂貴的會所，在家也可以進行按摩養腎。這個方法很簡單，就是用手去搓腳心。操作簡單，用熱水泡腳後，將兩手搓熱，然後用左手握住左腳趾，用右手搓左腳腳心，上下來回算一次，共搓九十九次。這個方法一直為人所推崇，北京近代四大名醫之一的施今墨先生就常年用花椒水泡腳並按摩腳底，得到延年益壽，身強體健的效果。

那為什麼我們非挑腳心進行按摩呢？這是因為我們腳心有一個養腎大穴——湧泉穴。名之湧泉，顧名思義，有泉水湧動，汩汩而出，纏綿不絕之意。腎主水，也因此可見其可以為腎提供源源不斷的動力。而對湧泉穴進行按摩，古人一直有所推崇，唐宋八大家之一的蘇東坡就對此崇拜不已，他常對人宣傳說揚州有一個名叫侍真的武官，工作有十幾年，卻從來不染疾病，而且面色紅潤，徒步如飛。問之沒有什麼靈丹妙藥，只是每天五更的時候就起來端坐，兩足相向，兩手熱搓湧泉穴無數次，以出汗為度。從這裡來看，這個武官能夠徒步如飛，有如此好的腿腳，就說明他有一個極好的腎，而他極好的腎就出自於他按摩湧泉的傑作。

除了搓以外，大家還可以用一根棒槌，就是我們常說養生槌輕輕捶擊我們的腳心，每次敲擊五十至一百下，使腳部產生酸、痲、熱、脹的感覺為度，左右腳各做一遍，這也是很好的養腎之法。另外大家閒來無事時，例如上班空閒時候，最好是在傍晚的時候，可以選擇曬曬腳，脫掉鞋子，將腳心朝向太陽曬二十至三十分鐘，這個方法又叫「腳心日光浴」，曬太陽本身就是一種健身方式，所以，偶爾脫下鞋給雙腳做個日光浴，的確是個不錯的選擇。

上面我們說到手心搓腳心的時候要先泡腳，其實泡腳就是極好的養生法則。著名的乾隆皇帝活到了八十九歲，在古代這可是天壽了。這是因為他奉行「十常四勿」的養生之道，而其中有一條就是「腳常洗」，這裡不是指簡單的沖洗，而是泡腳。這泡腳不僅為皇帝所青睞，廣大百姓甚至行軍打仗者也甚為愛之。有個參加過抗日戰爭的老隊長就說過，他們軍隊當時每日宿營的第一項任務就是燒水泡腳，不然第二日必定走不了路行不了軍。可見泡腳對腿腳的功效。

但需要注意的是，泡腳看似簡單，其實也有很多細微的講究。比如我們泡腳的水位最好要超過我們小腿的一半以上，水溫要以人體承受能力為度，一般是四十五度左右。浸泡時間一般約為三十分鐘，但有高血壓或心臟病的人最好把時間縮短一半左右。期間水若變涼可加熱水一至二次。飯前飯後一小時之內不要泡腳，容易影響消化。另外剛泡完腳也不要外出，這時候毛孔打開，很容易受到風邪的侵襲。

說了這麼多，最後我們回歸本質，再看看腳的實質功能——行走。之所以要提這點，是因為我們的養腎之法也體現在這「走」裡，準確的說法應該是散步。《五言真經》中就說：「竹從葉上枯，人從腳上老。天天千步走，藥鋪不用找。」可見走路本身就有很好的健身效果。《黃帝內經》裡說人要「廣步於庭」。《紫岩隱書》更是講出了實際的操作方法：「每夜入睡，繞室行千步，始就枕。」當然這裡的「千步」只是數量上的代詞，意思是讓我們睡前多走走，而不是一定要走一千步。為什麼走路會有養生效果？其實，這與我們手心搓腳心的原理相同，走路本身就是一種按摩。這就是為什麼有的養生大師會讓人打著赤腳在鵝卵石鋪成的石頭路上行走了，那凹凸不平的鵝卵石就相當於按摩器。

走路養生不僅出現在中國，外國也有類似記載。沙烏地阿拉伯有一個長壽老人活了一百三十歲，其膝下子孫多達六十人。老人死後，有人向其兒子討教長壽秘方，兒子說老人沒有什麼方子，只是從來不坐車，去哪都是赤腳徒步。由此可見，多走多行是老人的長壽之方。而且，老人有子孫近六十人，也可看出，老人生前的生育能力旺盛，這就說明他腎好，腎好則其他器官也能得到滋養，無病無災，自然長壽。當然這裡說的散步大家可以根據自身情況來調整散步力度，體弱者需慢行，體健者可以選擇速行，重點在於出汗。

現代生活節奏快，很多人為了趕時間就疏於運動，其實即使在你趕時間的時候，也有很多方法助你養腎。例如，上班回家擠公車捷運時，用手搭吊環，儘量用單腳站立，這樣不僅可以強健腰腿，還可以強化腎臟和其他臟腑。

前面我們說到儘量在傍晚時分進行腳心日光浴，這是因為傍晚的五點到七點為酉時，正是腎經當道的時間，是我們身體「關門」收藏靜養的時間。這個時候，是我們腎氣最旺，功能最強的時候，所以我們不可錯過。這個時候，我們要儘量脫掉鞋襪，平心靜氣，做一個簡單的按摩，或者選擇一個環境清幽的地方散散步，散散心，抒發一天的勞累，無疑是上佳的養腎之法。

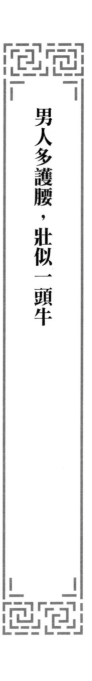

男人多護腰，壯似一頭牛

我們都聽說過牛郎織女的故事，勤勞忠厚的牛郎，美麗賢淑的織女，兩人所造的愛情神話更是被人們廣為流傳，是世間廣大情侶們的夢中所想。其中，我們最熟悉不過的橋段莫過於王母拉著織女前面飛，牛郎擔著兩個孩子後面追，還有就是七夕時，牛郎擔著兩個孩子在鵲橋上與織女相會。每每看到此處，我都由衷的感歎牛郎的腰真好。眾人詫異，這和牛郎會織女有什麼關係？試想，牛郎的腰若不好，如何擔得起兩個孩子，還要跑八．二光年的距離和織女見面？恐怕只能在家躺在床上夢織女了吧。所以說，一個有力的腰對牛郎來說是至關重要的。

其實，不僅針對牛郎，腰對男人而言都是異常之重要。俗話老說「腰為男人根」，而一個男人更是要「挺直了腰桿子做人」，無論從心理還是生理都昭示著作為一個男人，就一定要腰桿子硬。那腰桿子如何硬起來呢？這就要看腎了。《黃帝內經》裡言：「腰為腎之府。」人身上力氣，也就是「勁兒」都要靠腰的扭動產生，而讓腰產生力量的源泉就是腎。腎怎麼能產生力量？古代稱腎為作強之官，我們來看看這個強字，強字從「弓」，我們都知道滿弦之弓才能將劍射得遠、射得準，方可彰顯其強勁之力。我們的腎就是如此，只有腎好，腎氣充足時才能讓腰如同滿弦之弓般有力。年輕的人腎好，才能「虎背熊腰」，才可「挺胸抬頭」，人老了腎臟衰弱，就只能「彎腰駝背」「低著頭做人」了。

腎與腰有如此親密關係，我們自然可以從腰上解讀腎的密碼。要想解讀密碼，就要看你腰上的病症了。一提腰病，大家可能很容易想到一個病——腰椎間盤突出，因為它是現在上班族最容易罹患的病症之一。中國醫學將這個病歸為「腰痛」、「痹症」的範疇，《素問．脈要精微論》中說：「腰者，腎之府，轉搖不能，腎將憊矣。」所以，腰椎間盤突出的發生與腎相關。其實不光是這一個病，所有的腰痛、腰酸都與腎有莫大關聯。明代著名醫學家張景岳就認為：「凡腰痛悠悠戚戚，屢發不已者，腎之虛也。」所以，腰痛者應該好好反思一下，是不是應該對腎好一點。

從古至今治療腰痛的方子多不勝數，藥療、食療、針灸甚至於現在的手術，但無論哪一種，醫生一定會囑咐你多對腰部進行按摩或者運動，這是因為這些保健在作用腰的同時也可以很好的養護腎。所以，今天我們就給大家說幾個最簡單可行的「護腰神功」。

首先是按摩命門法。具體方法如下，兩手相對摩擦到發熱，然後將兩手分別緊貼自己兩側的後腰部，先從上到下，再由下向上慢慢地推動按摩，手法力度要輕柔適度，時間可自行調控，以後腰部有發熱感為度。早晚各做一次。這個方法在古代稱為「背摩精門」，《養生秘旨》裡言：「精門者，腰後外腎也。」足以看出其對腎的效果。而我們又謂之「按摩命門」，這是因為我們使用此法的部位剛好有我們的命門穴，命門何也？兩腎是也，元氣之根。所以這穴位一直就是補腎之穴，《痧脹玉衡・腰痛痧》中治療因痧毒入腎而造成的腰痛時，就用銅錢蘸香油刮命門穴予以治療。

按摩命門法不僅用於健腎強腰，其實它一直就是作為延年益壽的長壽法而為人們所用。有案例記載，有一老者因患支氣管炎二十年而演變成肺氣腫，發病入院後醫生斷定其最多只有五年的壽命。然則，老者一直堅持採用「按摩命門」的手法來進行身體保健，不但平安度過醫生判定的五年死刑之期，甚至還使得病情逐年趨於穩定。老者不僅告別了病床，還可以像正常人般生活自如，證此法的神奇之效。有人或疑，此法主補腎，老者病症在肺，與腎無關。然則肺氣腫與腎虛大有關聯，且腎有統領體內其他臟腑的功用，因此腎若得到養護補足，則其它臟腑也可以此獲利。

在這裡再對上述方法做一些補充，施用此方法可以根據自身情況進行調整，腎虛明顯者可以加長按摩時間，若期間出現體力不支的情況，可稍作休息後繼續按摩。另外提示大家要分清腰酸和腰痛，一般的腰部不適大多為腰酸，腰痛更表現為疼痛難忍，而且通常都會伴有腿部疼痛。大家不可腰部一有不適就認為自己腎虛而加重心理負擔。

第二是旋腰健腎。端坐在椅子或沒有靠背的凳子上，兩腳分開與肩同寬。以腰椎為軸心分別做前俯、左旋、後伸、右旋的旋轉運動。每次做五至十次。這個方法其實很容易想起平常簡單扭腰，機制相同。提到扭腰，讓我想起了一個以扭腰著稱的舞蹈——肚皮舞。我可不是興致而來胡扯，我們的「腰」字便與跳此舞的西域女子有關，「腰」字從「肉」，由「西」「女」組成，此字便是古代從西域而來女子的小蠻腰而得。她們擅長跳肚皮舞，傳言肚皮舞是由西域孕婦為了幫助順利生產而所作的動作演變而來，而現代醫學也證明肚皮舞有治療女性月經不調、痛經的效果，而月經不調、痛經又都與腎虛脫不了關係。看來，肚皮舞在作為藝術表現同時，其不斷扭腰的動作也起到了補腎的效果。但肚皮舞扭腰過於快速激烈，所以還是試試上面的簡單旋腰方法吧。

第三是按摩腰眼。雙手握拳，用拳眼或拳背旋轉按摩腰眼處。或者輕輕叩擊，再直接也可以選擇用手捏腰部也可。每次做五分鐘左右。中醫認為，腰眼居「帶脈」，為腎臟所在部位，所以按摩腰眼有很好的強壯腰脊，固精益腎之效。而對此，古醫也有所用，《醫學綱目》就有用藥貼敷貼腰眼治療由於腑臟虛滑引起的腰痛的案例記載。

腎是作強之官，對身體有著極其重要的作用。而現在的人大多因工作、生活沉於美酒美食和美色，整天圖求歡樂，然則殊不知，嗜食辛辣或鹹味、帶著有「色」眼睛看人，皆會損腎傷精，且甚為厲害。所以，在這裡要提醒我們的廣大男同胞們，一定要「清心」並「寡欲」，同時多做一下腰部的保健。若真出了問題，就算你再跑健身房也不可能身壯如牛了。

第四章

命要活得長，全靠經絡養——經絡養腎的方法

男人護腎的要訣，除了那些流汗的運動和尋求專業的保健外，按摩經絡更是一種方便實用的養生方。在中醫裡，經絡的作用是非常重要的，用《黃帝內經》中的一句話來概括，叫：「夫十二經脈者，人之所以生，病之所以成，人之所以治，病之所以起，學之所始，工之所止，粗之所易，上之所難也。」這是什麼意思呢？也就是說人生下來、活下去、生病、治病的關鍵都是經絡，所以《靈樞．經脈篇》說：「經脈者，所以能決生死，處百病，調虛實，不可不通。」由此可見保持經絡暢通的重要性了。養腎，同樣離不開經絡的養護。

養腎就靠腎經養，腎經上的養腎大穴

蘇東坡是北宋的大文學家，他不但文章寫得好，身體也非常好，到了年逾花甲的時候仍然精力旺盛、兩眼有神。難道他有什麼秘訣嗎？還真的有，而且有一天被他的好友佛印發現了。

那天，蘇東坡去拜訪他的佛門好友佛印，兩個人談天說地，酌酒吟詩，不知不覺已過半夜，無法回城，只好下榻寺裡歇宿。就寢前蘇東坡脫去衣帽鞋襪，閉目盤膝而坐，先用右手按摩左腳心，再換左手擦右腳心。睡在對面床上的佛印見狀，便打趣道：「學士打禪坐，默念阿彌陀，想隨觀音去，家中有老婆，奈何！」蘇東坡擦完腳心，睜開雙目笑著說：「東坡擦腳心，並非隨觀音，只為明雙目，世事看分明。」

蘇東坡按摩的正是腳底的湧泉穴。有人會想，不就是按了按湧泉穴嗎？為什麼會有這麼好的效果呢？其實，湧泉穴可不簡單。先解釋一下湧泉穴，顧名思義，「湧」是外湧而出的意思。「泉」就是泉水的意思。湧泉穴意思就是指體內腎經的經水由此外湧而出體表，灌溉周身四肢各處。所以湧泉穴不衰，灌溉之水不止，那麼全身都可以得到滋養，自然就長盛不衰了。

按摩湧泉穴之所以會有這麼好的效果，因為它是腎經的首穴。《黃帝內經》中說：「腎出於湧泉，湧泉者足心也。」所以湧泉穴就在腳底心，這相當於足底療法的腎上腺反射區，是一個養腎長壽的大穴，所以自古就有臨睡搓腳心百次可延年益壽的說法。

腎經又是我們身體中腎臟相對應的經絡，與腎臟的關係最為密切。《黃帝內經．靈樞．海論》說：「夫十二經脈者，內屬於腑臟，外絡於肢節。」這就是說十二正經的每一條經脈對應一個臟腑，比如肝臟與肝經對應，腎臟與腎經對應。一方面腎臟透過腎經影響和調節身體四肢，另一方面腎經的強盛和衰弱也反過來影響腎臟。正是如此，我們就可以透過臟腑和經脈來達到強腎的目的。「腎是先天之本」，好像是一個人生命的本錢一樣，來自上天的饋贈，父母的遺傳，如果我們善於經營就會成為富有的人，而如果我們不善經營就會貧病交加。腎經就是我們治腎養腎的大藥箱，所以有了相關的問題就應該想到來這裡抓藥。

有的人經常會手腳冰冷，怎麼辦呢？中醫認為手腳冰冷，主要是腎陽不足引起的。我們可以刺激腎經上的太溪穴，最好的方法就是每天臨睡前在太溪穴處艾灸，每次艾灸十五分鐘左右就可以了。這個方法可以使人的腎陽得到溫通，從而解決手腳冰冷的問題。

艾灸太溪穴可以治癒手腳冰冷主要有兩個方面的原因。首先，太溪穴是腎經的原穴。原穴是臟腑的原氣經過和留滯的部位，在臨床上可以治療各自所屬臟腑的病變，所以太溪穴善於治療腎臟疾病。打通太溪穴，就打通了源頭，進而發生骨牌效應，透過按這個穴位撞通別的穴位，乃至牽動整條腎經，這叫牽一髮而動全身，最後整個身體都在不知不覺中改變了。其次，太溪穴也是人體陽氣彙聚的一個重要之地，以至於古人把太溪穴稱為「回陽九穴之一」。古代很多醫家面對垂危的病人，多用這

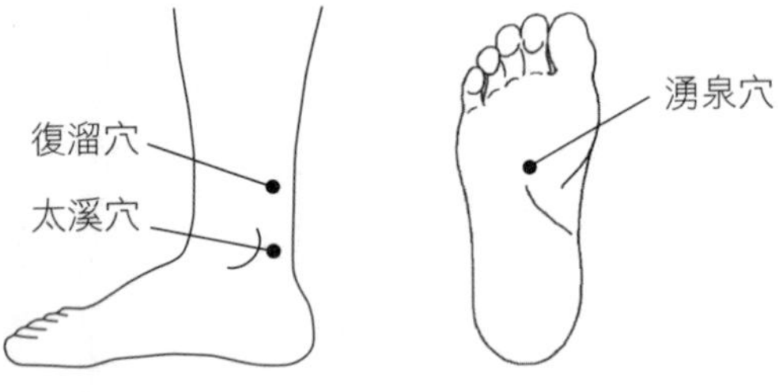

湧泉穴、太溪穴、復溜穴

個穴「補腎氣、斷生死」，方法是在這個穴位上能摸到動脈的跳動。如果還在跳動說明病人腎氣還沒有衰竭，有救活的可能；如果沒有跳動，就說明病人到了危險的邊緣，甚至無力回天了。

值得注意的是太溪穴在腳踝內側後跟骨上動脈凹陷處，當我們用手指按在這個位置上時，很多人根本沒反應，特別是身體虛弱的人；有人用艾條來灸，半個小時也不覺得燙。但是一開始沒有反應，不代表沒有作用，只不過比別的穴位時間要長一些，所以需要更耐心一點，不痛的一定要把它揉痛，痛的要把它揉得不痛。

再來談一談復溜穴。「復溜」就是讓血液重新流動起來的意思。復溜穴補腎滋陰，利水消腫，改善整個腎功能，解除腎功能失常所產生的各種症狀。這個穴位治療瘀血、腫脹和炎症效果最好。比如我們身上常常會腫起來，一般都是因為淤血或者水腫了。身體腫了我們可以刺激復溜穴，讓血液流動起來，氣血通暢自然腫脹就消除了。此外，對於腸炎、舌乾、胃熱、腹中雷鳴、腹脹如鼓、瀉痢後重等消化道病都十分有效。

腎是一個人生命的根本，根深才能葉茂。那麼，腎經就是一條生命之河，滋養著腎和整個生命。既然腎經有這樣重要的作用，我們有必要時時保養和疏通。那有什麼好的法子可以使整條腎經通暢呢？腎經的全名叫作「足太陰腎經」，它起源於足部，上面我們介紹的幾個要穴都在足部，所以運動足部可以說是疏通整條腎經的好方法。我們可以使用一種踮腳的方法，下面給大家簡單介紹一下。

人自然站立，雙腳分開，兩腳跟相距約一拳，兩腳尖相距約兩拳，全身放鬆，兩腳跟慢慢抬起，抬腳跟的同時慢慢深呼吸。腳跟抬到一定的高度之後，繃緊雙腿，保持姿勢不變，堅持一會兒後吐氣隨之將腳跟落下。但是需要注意的是，這種做法需要掌握先緩後急的要領。先緩就是剛開始起腳和落腳的時候要緩慢，不能落得太猛，以免傷到腳跟；但是之後要加強落下的速度，只有腳跟猛然落下才能稱之為踮，才更能拉扯到經脈，疏通血液。

其實這種方法源自北宋興起的健身運動「八段錦」中「背後七顛百病消」。八段錦相當於那個時候的廣播體操，動作舒展優美，如錦緞般優美、柔順，現在的廣播體操可以說也是由此演化而來。按照這裡的方法常常踮腳，有利於通暢足少陰腎經，氣血流動順暢，達到保腎精、益腎氣、固腎中陰陽的功效。你如果腳後跟疼痛的話，踮一踮很快就會消失了。

腎經是人體的大藥箱，它還有很多的穴位，也還有很多不同的方法，都有養腎補腎的功效，只要我們善加使用，就可以治療各種疾病或者保持健康的身體。男人養腎從腎經開始，你開始了嗎？

腎與膀胱如夫妻，膀胱經也是養腎藥

很多男人都會腰痛，這可能和個人不良的生活有關。比如一些人工作壓力很大，不得不拼命工作，身體容易透支而虛損導致腰疼；有的坐辦公室，長期對著電腦，每天下班都會發覺腰酸背痛的；另一些人則是因為喜歡抽煙、喝酒，生活和飲食也常常沒有規律，所以引起腰痛；還有一些人則是房事太過頻繁，還使用壯陽藥，事後才發現腰酸腿軟的。

中醫認為「腰為腎之府」，按西醫解剖學的理論，腎在腰的兩側，在這一位置出現腰酸等症狀，首先就是考慮腎虛、腎氣不足。明代張景岳也說：「腰痛之腎症十居八九。」所以腰痛是身體對腎虛發出的一種警告的信號。前面的種種腰痛，都是因為精氣神消耗過度，引起腎虛，從而導致腰痛。

這腰痛腎虛對男人來說可不是什麼好事。男人在職場上應該「腰桿硬」，才能制得住場面，要不然就只能點頭哈腰；在家裡只有腎不虛才能制得住老婆，一家之主的位置，才能坐得心安理得。可見解決腰痛腎虛是當務之急。

那腰痛了應該怎麼辦呢？我可以教大家一個簡單的按摩腎俞穴的方法：患者俯臥於治療床上，醫者站其患側。首先在患者腰部雙側施以滾法，手法由輕到重，以患者感到舒適為度，以舒筋活血、放鬆腰部肌肉張力，施術十分鐘。然後用按、揉法在雙側腎俞穴操作，以強盛正氣，施術五分鐘。

有人對上面的方法也許心存猶疑：這樣管用嗎？其實早就有人做過臨床的觀察，一組腎虛腰痛患者採用上述推拿的方法，另一組也是六十例服用強腎名藥六味地黃丸和桂附八味丸，結果前者有效率百分之九十三，後者為百分之五十八。

那為什麼腎俞穴對於養腎有這麼好的效果呢？我們需要瞭解腎俞穴的屬性。腎俞穴在腰部，當第二腰椎棘突下，往兩側移動一．五寸的地方就是了。它屬於足太陽膀胱經上，而腎臟是膀胱經最主要的聯絡臟腑，因此對腎有很強的調解功能。因為腎臟的寒濕水氣，由腎俞穴輸出到膀胱經，所以當人體的陽氣損耗過度而腎氣不足的時候，腰部的腎俞穴濕寒加重，血液遇寒則凝，導致運行不通暢。「不通則痛」，於是腰痛就隨之出現了。因此刺激腎俞穴，可以除去腎氣中的濕寒，溫通腎陽，自然就可以達到很好的強腎作用。

此外，治療腰痛還可以配合膀胱經上另一個重要穴位——委中穴。足太陽膀胱經從腰部經過，所以疏通膀胱經對緩解腰痛很有幫助。委中穴是膀胱經的合穴，合穴就是經氣由淺入深匯合於臟腑的部位，所以委中穴有行經氣、化瘀滯利腰的作用。前面我們說過「腰為腎之府」，護腰就是養腎，於是委中穴也就成了腎的保養穴。中醫常說「腰背委中求」，委中就好像是腰背下肢的總開關，是治腰痛的重要穴位，效果非常好。但是委中穴比較深，按摩有所講究，下面也給大家提供一個按摩的方法。

用兩手拇指端按壓兩側委中穴，力度以稍感酸痛為宜，一壓一鬆為一次，連做十至二十次；兩手握空拳，有節奏地叩擊該穴，連做二十至四十次；用兩手拇指指端置於兩側委中穴處，順、逆時針方向各揉十次；摩至手熱，用兩手掌面上下來回擦本穴，連做三十次。此外，膀胱經最活躍的時候為十五點到十七點，在這段時間刺激委中效果更好。

除了前面提到的兩個穴位，膀胱經還有其他一些穴位，都可以達到強腎的效果。同時膀胱經是人體最大的排毒通道，疏通膀胱經可以讓你無毒一身輕。如何疏通整條膀胱經？可按下面的方法操作。

受試者取俯臥位，操作者沿受試者腰背部兩側膀胱經用輕柔的摩法上下往返操作五至八次，手法頻率每分鐘一百次。自上而下大面積、廣泛且輕柔彈撥腰背部兩側膀胱經，彈撥頻率每分鐘八十次，重複操作二至三次，使肌肉的痙攣明顯減輕為準。於脾俞、肝俞、胃俞、腎俞、膈俞作深入的、較重的彈撥，彈撥頻率每分鐘六十次，每穴三至五分鐘，局部產生明顯的溫熱感為準。自上而下直擦兩側膀胱經二分鐘，頻率每分鐘二百次，橫擦腰骶部二分鐘，頻率每分鐘二百次，均以透熱為準。

這是一種循膀胱經的彈撥推拿方法，可以有效的改變整個膀胱經的血液流狀況。特別是對於繁忙的工作一族，沒有鍛煉的時間，血液流通不佳，長期處於亞健康的狀態。如果按照這種方法推拿幾次，就能有效改善亞健康的狀態。同時惠及腎臟，讓人正氣充足，定讓你在職場中發揮強大的氣勢。

肝腎是母子，去除肝火可養腎

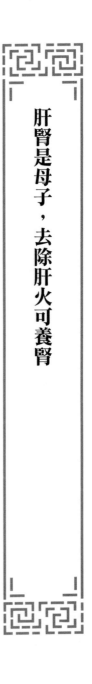

中國古代的女子如果不能生兒育女，其結果往往十分悲慘。比如，南宋詩人陸游與青梅竹馬的表妹唐婉，本來是才子配佳人，羨煞路旁人。然而因為唐婉不能生育，陸母要求陸游休了唐婉。陸游只好含恨寫休書，一段美麗的愛情便就此成了千古遺恨。

然而不能生育一定是妻子的原因嗎？未必，很可能是丈夫的原因。其實中國古人很早就認識了這一點，比如先秦的《山海經》中就記載男子吃「鷟」這種動物，可以增強生育的能力。而中醫理論的奠基之作《黃帝內經》中明確說：「丈夫……二八，腎氣盛，天癸至，精氣溢瀉，陰陽和，故能有子。」提到男性只有具備這樣的條件才能產生後代。只可惜在封建社會男女不平等的制度和習俗之下，女人成了代罪羔羊。

通常認為造成男子不育的原因是腎氣衰弱。就像前面《黃帝內經》提到的，「腎氣盛」、「陰陽和」才能生出孩子，如果是腎氣衰弱，就會出現陽痿、精子匱乏或者精子的活力不夠，從而不能使女子懷孕。可是《黃帝內經》接下來又說：「肝氣衰，筋不能動，天癸竭，精少，腎藏衰，形體皆極。」也就是說，如果一個人肝氣衰弱了，那麼就不能有力地推動經脈中的血液，筋肉運動不能有力，維持性功能的物質會枯竭，精子會減少，腎臟會衰弱，整個身體都會衰殘。從中我們可以看到，肝和腎的關係是非常密切的。

我們可以用一個比喻，腎和肝的關係就像坐月子時候的母子關係。我們知道，剛生下的孩子成長非常快，而且完全是靠母乳來餵養。這個時候母親往往要吃老母雞、豬肝、魚湯來補身體，辛辣油膩一概拒絕，菸酒更是不能沾，因為它會直接影響孩子。還不能涼著累著，萬一得個傷風感冒的，就會「母病及子」。中醫上把肝腎的這種關係，稱為「肝腎同源」。因為肝藏血，腎藏精，肝血有賴於腎精的滋養，腎精也不斷得到肝血所化之精的填充。精與血相互滋生，即精血同源、肝腎同源。

男子不育，歸結到肝上，就是肝氣鬱結。《石室秘錄．子嗣論》進一步說：「氣鬱者舒其氣，則男子無子者可以有子。」告訴我們疏通肝氣可以治好男性不育。在民間，流傳著這樣的說法，許多家庭結婚後多年不孕，可是自從抱養了一個孩子之後，居然不期而孕。人們說，這是因為做了善事，積了德才懷上的。那是不是「送子觀音」，看在積善成德的份上，給送來了一個孩子呢？不是的。你想啊，過去的家庭重孝道，又都說「不孝有三，無後為大」，這一旦久婚不育，那可就壓力如山大啊。可是肝對人的感情是非常敏感的，你發怒就會傷肝，你抑鬱它就會上火。所以壓力一大也會導致肝氣鬱結，一氣鬱就更懷不上孩子了。可是領養了一個孩子之後有了轉機，一下子得到了慰藉，夫妻感情也融洽起來，於是肝鬱也就化解了。解決了肝氣鬱結，孩子也就跟著來了。所以平時保持豁達樂觀、輕鬆愉悅，是對付肝氣鬱結的最好方法。

當然我們還可以通過穴位按摩來疏通肝臟。還真巧，肝經上就真有這麼一個穴位，被稱為「消氣穴」，它就是太衝穴。按摩太衝穴時，用拇指肚按住太衝穴下壓，緩緩加力，按住一分鐘，再緩緩收力，放開。如此反復指壓太衝穴，每隻腳按壓三至五次，便會感覺神清氣爽、氣消無蹤了。

為什麼太衝穴這麼神奇呢？因為太衝穴是肝經的原穴，「原」有「發源、原動力」之意，從理論上講，原穴往往調控著該經的總體氣血。內經有「五臟六腑之有疾者，皆取其原」一說，也就是說凡是腑臟上的病都可以取經脈上的「原穴」來治。治療肝氣鬱結，取肝經上的原穴太衝，正好符合醫理。

愛美的女孩都非常注意養肝。因為肝臟有兩種功能，一個是藏血，一個是排毒。藏血可以補虛，排毒可以養顏，所以女人養好肝可謂一箭雙鵰，既增氣質，又添美貌。當然這對於男人來說也同樣重要，只不過男同胞們不夠重視而已。其實也不需要花什麼心思，一些簡單的方法，就可以收到很好的養肝的效果。我推薦一種養肝方法：睡前推肝經。腿部的肝經在大腿的正內側，也就是內褲線的位置。每天睡覺之前把雙腿彎曲打開，先從左腿開始，雙手相疊按在大腿的根部，稍用力向前推到膝蓋。反覆推上幾十遍就可以暢通肝經、疏調肝氣。

這個推法很簡單，推到的是肝經上的膝關、曲泉、陰包、足五里、陰廉幾個穴位，但是睡覺之前推很重要。因為肝臟排毒的時間是晚上十一點到淩晨一點。所以在睡前，透過推拿打通肝經，會利於肝臟排毒。久而久之，既可以使晚上睡眠好，第二天起來還會覺得神清氣爽。因為肝臟排毒需要在熟睡中進行，所以你要在十一點之前睡覺。現代人十二點之後才睡覺，美其名曰享受夜生活，現在覺得是享受，以後可能就夠你「忍受」了。

除了保養還需要預防，肝有五怕，需要遠離。一怕抑鬱，所以要開心；二怕熬夜，所以要早睡；三怕酒精，所以不可酗酒；四怕肥胖，所以要飲食有節；最後一怕，怕藥物，所以少吃西藥，可以選擇一些替代的治療方法。

中東是世界「火藥桶」，肝臟也是我們身上的火藥桶，如果我們不保養，而委屈了它，它會著起火來，肝腎同源，我們的腎也會不得安寧。那就養好它吧！它也會乖乖為我們的健康服務。

肺是腎氣根，養腎可從肺經養

老王是個搬運工人，因為工作勞動大，四十四歲的他已經有七年的腰痛歷史了，這幾天病情又加重了，家裡仍然沒有什麼錢治病，還指望著他賺錢供孩子上學。你能幫老王想一個既能治腰痛，又不需要花什麼錢的方法嗎？

有的人會說，市面上不是有很多治腰痛的藥嗎？比如腰痛寧膠囊什麼的，價格也不貴；另一些人說，他都腰痛七年了，一般的藥也吃過不少了吧？他是因為工作勞動大，導致腰肌過度勞損而疼痛，不單要治，而且還要補，所以食補最好了，可以吃豬腎煲湯啦，當歸牛尾湯什麼的；當然還有些人，可能會說出自己私人的偏方來，讓大家開開眼……這恐怕是一個見仁見智的問題了，當然也各有各的道理。

我這裡有個按揉尺澤穴的法子，可以說比大家所說的都來得簡單，而且是免費的。方法如下：患者坐位或仰臥位，醫者立或坐其患側身旁，用一手握住患側尺橈骨遠端（近手腕處），另一手拇指指端著力，吸定在患側尺澤穴（肘橫紋中，肱二頭肌腱橈側凹陷處）上，其餘四指托扶於肘後，以腕關節輕輕地環旋擺動或小幅度的環旋活動為主動，使著力部分帶動該處的皮下組織反覆、不間斷、有節律地迴旋揉動，使產生的力輕重交替，持續不斷地作用於尺澤穴上。

看到這裡，有人會想，人家腰痛，你怎麼到手上去按呢？這管用嗎？你可別不信，通過尺澤穴治腰痛，早就在醫書上有了記載，元代王國瑞撰《扁鵲神應針灸玉龍經》在「六十六穴治證」中說到尺澤穴時稱它可以「治五般腰疼」，基本上是所有類型的腰痛了。高武在《針灸聚英》尺澤條下也認為能治「腰脊強痛」。當然了，我們不單要知道它能治腰痛，還要知道為什麼能治腰痛。

中醫認為「腰為腎之府」，所以腎氣一虛，腰就會痛。具體到搬運工人老王的例子，因為工作勞動大，一方面會直接導致腰部勞損，另一方面常常會體力消耗過多，元氣損傷而腎虛。一般的腰部勞損，如果腎氣強是不難恢復的，但是腎也虛了，那就動搖了先天之本，難以恢復。治療這類腰痛，根本上還是要補腎。補腎的方法很多，可是為什麼選擇了肺經上的尺澤穴呢？尺澤穴是手太陰肺經上的穴位，肺經雖不直達於腰部，但是和經過肺部的腎經相交，可以說間接與腰部相通，所以刺激尺澤穴能治療腰痛。另外在中醫五行學說中，肺屬金，腎屬水，金生水，所以肺就像是腎的母親一樣，補肺就可以強腎。而尺澤穴是肺經上的合穴和水穴，所以刺激尺澤穴可以補腎水。這些因素加在一起使尺澤穴成為一個治療腰痛非常有效的穴位。

我們身邊都有不少老人，如果你注意觀察會發現，很多老人呼吸發出的聲音很大，很像病久了身體虛弱的人。這是因為人到老年，腎氣衰竭，氣虛乏力，肺活量也變小，所以要用更急促的呼吸來維持身體的供氣。呼吸快了，聲音自然就大了。

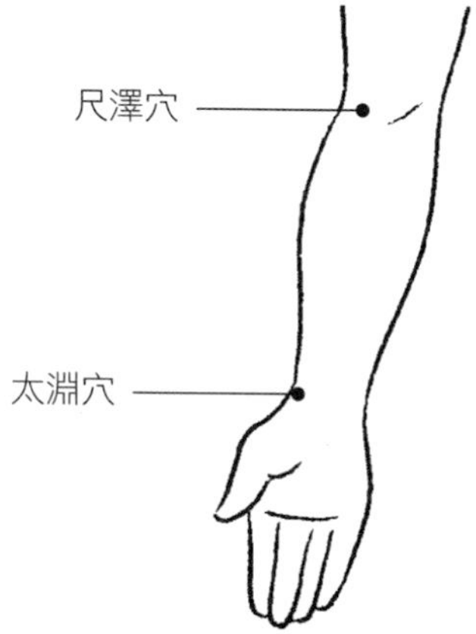

太淵穴、尺澤穴

孝順的子女會給老人買各種補品，比如人參、海馬、芝麻糊、核桃粉等等，別人說啥好就去買啥。當然這也是盡孝，但是老人很多時候不單是身體不好，心裡面更是孤獨。所以，如果您能和老人邊按摩邊談心，老人一定比吃什麼都滿足，身體也會更好。這裡教你一個按摩肺經太淵穴的方法，幫助老人強腎氣促呼吸。

讓老人手掌心向上，平放在腿上，在他的大拇指根部，會發現有一塊突起的骨頭。你用右手的食指、中指和無名指同時放在這裡，像號脈一樣，會感覺到有一處地方在跳動，這是動脈在搏動，這個搏動的地方就是我們的太淵穴所在的位置。按揉大概二至三分鐘，再換另外一隻手按揉即可。你也可以告訴老人，在每天早上起床時，在床自行按摩。因為肺經的經氣執行時間是早上三至五點，老人一般五點前就醒了，這個時候按摩效果更佳，能夠提振腎氣，利於呼吸，還能矯正心律不整。

刺激太淵穴，效果非常好，為什麼呢？太淵這個穴位也和水有關，「太」即大的意思，「淵」即深淵，是水很深的意思。在神話傳說中，太淵是天池，也就是王母娘娘的瑤池，在昆侖山上，是昆侖河的源頭。的確，太淵也是肺經的原穴，就是發源地，所以這裡的氣血是非常旺盛的，可以調動整個肺經。而肺主氣，調節一身之氣。所以按摩太淵穴，可以解決人氣虛的問題。《類證治裁》又說：「肺為氣之主，腎為氣之根。肺主出氣，腎主納氣。」，所以肺和腎之間是一氣相連。這好比一棵大樹，肺就像是枝葉，腎就像是根，「葉茂」和「根深」是緊密的聯繫在一起的。所以肺氣強了，腎氣也會強盛起來。按摩太淵穴也不僅僅適用在老人身上，任何人多按按都有好處。

既然肺對腎這麼重要，最後教你一個「呼吸益腎法」。呼吸益腎法是中國古老的一種回春術，有助於將體內污濁空氣全部排出，把新鮮空氣吸進去，也就是我們常說的「吐故納新」。先是吸氣，吸氣時肩部收緊上抬，腹部凹下去，同時把肛門的括約肌也緊緊地收縮，陰莖也會提高，像拉弓似的感覺；到達極限之後吐氣，肩部放鬆，腹部膨脹，肛門處肌肉放鬆，就好像憋著的尿，放開了。練習此法還要注意，吸氣時要慢慢的、深深的使氣吸到肛門的部位，深深吸氣，然後再慢慢放鬆。

當胸悶或者發睏的時候，我們常常做一個深呼吸，這個時候會有一種神清氣爽的感覺。呼吸益腎法，就是在深呼吸的基礎上加上了一個提肛術。提肛術，又稱為「撮穀道」，是道家的一種養生之法，具有養腎生精的功效。據清代皇室醫籍披露，乾隆皇帝能活到八十九歲高齡，成為我國歷代皇帝中的最高壽者，這與他幾十年如一日地堅持「撮穀道」不無關係。而做深呼吸，吐故納新，可以給加快身體氧氣的供給和廢氣的排出。同時，也是給肺做運動，久而久之，肺活量增大，呼吸更加容易和通暢。肺和腎一氣相連，肺功能增強之後，腎功能也就增強了。

心腎相交很奇妙，水火相容是養腎的妙方

中國有個成語叫作「水火不容」，用來形容兩種相反或對立的事物。但是在中醫上水火不容的說法就不一定正確了，怎麼說呢？中醫上有種說法叫作「心腎相交」。有人會問，心和腎都長在身體上怎麼會是水火的關係呢？這裡我們需要再瞭解一點中醫，因為心在上身，屬火；腎在下身，屬水。心腎相交的關係則是指心火能下降於腎，溫暖腎水，從而使腎水不寒；腎水也可以上濟於心，能滋養心陰，制約心陽，使心陽不會過於亢奮，從而形成了心腎相交、水火相濟的情形。

既然心和腎應該相交，維持平衡才能相安無事，那麼心腎不交就會出問題了，比如失眠。失眠可以說是我們身邊的一種常見病了，一旦患上往往痛苦不堪，對工作和生活造成極大的影響，有的還會發展成為憂鬱症。你想想啊，無數個夜晚，數星星、

數月亮、數牛數羊，翻來覆去就是睡不著，這是多麼令人崩潰的一件事啊！不憂鬱才怪呢。

對此，清代陳士鐸《辨證錄》中說：「人晝夜不能寐，心甚燥，晝夜不能寐，此心腎不交。蓋日不能寐者，乃腎不交於心，夜不能寐者，乃心不交於腎。」也就是說如果心火太強，一個勁地往上竄，不能下降於腎，人就會因為亢奮而失眠；如果腎陰不足，腎水不能流上去，救濟心火，反而往下瀉，也會使心腎不能既濟，水火失於交通，最終神燥不安，腎精失守，故而引起失眠。

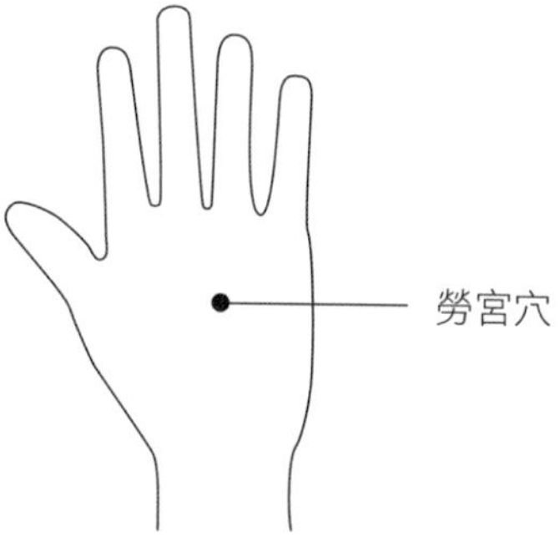

勞宮穴

失眠了，可以按手心的勞宮穴來瀉火。方法是：伸出自己的手掌，中指與無名指指縫下掌紋相交處，就是勞宮穴。可以用另一隻手的拇指反覆按壓或者揉搓勞宮穴，也可以握拳用同側的中指或者無名指壓迫勞宮穴，或者手裡不停地擺弄核桃、玻璃球之類的東西。

勞宮穴這個穴位很有意思，因為它很操勞，我們的大部分事情都要用手來做，故而得名。另外勞宮穴是一個「火穴」，所以我們的手心一般都很熱，因為它裡面是心經的高熱之氣。我們有時候一緊張，心跳加速，血液升溫，手心就會冒汗，這是因為熱氣會匯集到勞宮穴。所以，勞宮穴通暢，心火就容易排出，不再抑鬱、煩躁。還有另外一層因素就是，心火不旺，腎水就可以上行，滋養心脾，從心裡暢快了自然可以安然入睡。

從上面我們已經看到心和腎的關係十分密切，從生活中我們也可以觀察到。比如有的人，總是非常的鬱悶，那樣子就像一個苦瓜掛在臉上，這種人你在他身上也就難以看到陽剛之氣。因為「心主神明」，心情不好，就會積蓄心火，使心腎不能相交。腎主導一身的陽氣，心腎不交，哪裡還能顯出陽剛之氣？

所以，養腎還需要養心，否則「心」很生氣，後果也很嚴重，除了失眠之外，還會引起許多其他疾病。比如你本來安靜坐著或者正在散步，突然耳中一陣嗡嗡聲、轟鳴聲或者嘶嘶聲，過一陣後，聲音就消失了，這就是耳鳴了；有時候會心煩氣亂，跟周圍的人大發脾氣，可是連自己也說不上來是什麼原因；還有些時候會忘東忘西，只覺得自己把東西放在哪裡了，卻怎麼也找不著；最後還有腰膝酸軟、眩暈、遺精、多夢……諸如此類都可能是因為心腎不交引起的。

怎麼辦？要養心。養心最好的方法莫過於笑，因為笑就是「開心」嘛。先來聽

《醫苑典故趣拾》中的一個故事：清代有位巡撫大人，抑鬱寡歡，成天愁眉苦臉，家人特請名醫診治。當名醫問完病由後，按脈許久，最後慎重其事地告訴他，他得的是「月經不調」。那位巡撫大人聽罷，嗤之以鼻，大笑不止，連連說道：「我堂堂男子，焉能『月經不調』，真是荒唐到了極點。」從此他每次想起這件事，都忍不住大笑一番。原來這位名醫是故意診斷錯誤，讓他發笑，可以說是最對症的一味藥。

聽完這個故事你笑了吧？那麼你已經嘗到這味藥了。所有大笑過的人都深有體會，那是一種十分忘我、酣暢淋漓的感覺，即便有時候笑過頭，笑得眼淚流出來，肚子也疼了，但心裡還是說不出的痛快，積蓄的壓抑一下子就沒有了。中醫上說「心主喜」。的確，當我們笑的時候，神經和腹部以外的肌肉放鬆，呼吸加快，心臟搏動加強，血液加速，如此周身的經絡都會得到疏通，相當於裡面做了全身的運動，尤其利於心臟。但是值得注意的是，如果已經患有高血壓或心肌梗塞等心血管疾病的患者，則要避免大笑，保持樂觀和微笑更有利於身體的恢復。

笑是一種藝術，笑也是一味免費的良藥。雖然是免費的，但是並不是我們時刻都能想笑就笑，要不然也不會有這麼多的娛樂節目、冷熱笑話，要博我們一笑。那不能笑的時候怎麼辦呢？按胳肢窩。這可不是我們平時逗人笑時的撓癢癢，而是有講究的：將左右臂交叉於胸前，左手按右腋窩頂點處、右手按左腋窩頂點處，運用腕力帶動手指，有節律地捏拿腋下肌肉十五次；再反覆揉壓十五次，直至出現酸、麻、熱的感覺。早晚各一次，每次三至五分鐘。需注意手法要輕柔，不要用力過猛。

原來胳肢窩的頂點處就是心包經的極泉穴，也是心包經的起點和腋動脈的搏動處。按揉此穴，可以促進血液流通，使心氣回流心臟，有寬胸理氣、通經活絡、寧神養心的功效，對於治療心痛、胸悶、心絞痛、冠心病、心包炎都大有裨益。

心腎相交使我們身體中水火相容，雖然很奇妙，然而我們細細體會其中的道理，又會覺得是在情理之中，所以只能感歎中醫文化的博大精深了。用心腎相交的養生方法，不但可以強腎治病，同時也會使我們變得樂觀開朗，何樂而不為呢？

養腎奇穴足三里，後天強則先天強

日本的《帝國文庫》記載了這樣一個故事：德川幕府時代，江戶（現在的東京市）的永代橋建成時，曾召三河國的百姓萬兵衛進行「初渡」。當時的習慣是讓當地最年長的人先過河，而萬兵衛壽數最高。在舉行初渡時，德川將軍（當時日本的實際統治者）問萬兵衛有何長生之術，萬兵衛回答說：「這事不難。我家祖傳每月月初八連續灸足三里穴，始終不渝，僅此而已。我虛度一百七十四歲，妻一百七十三歲，子一百五十三歲，孫一百零五歲。」德川聽後，很是感慨。大家也都十分驚異，於是足三里的保健功效也就傳揚開了，直到現在還有「勿以不灸足三里者為伍」和「不灸足三里勿作旅人」的俗語。

其實灸法為中國所傳，唐代著名醫學家孫思邈的名著《千金要方》就有「若要安，三里常不乾」的記載，告訴大家灸足三里的養生秘訣。孫思邈本人也常用此法，到了年老的時候仍然視聽不衰，神采奕奕，享壽百歲。

為什麼足三里會有這麼好的養生功效呢？我們知道，腎為「先天之本」，胃和脾一樣，都是「後天之本」。腎是主封藏的，需要後天之本源源不斷的補給，才有東西可藏。我們吃的東西都是需要經過胃來消化吸收的，可見胃對腎的意義不言而喻。足三里為胃經的合穴，起著統治整個脾胃消化系統的功效。所以刺激足三里，有助於幫助脾胃對營養物質的消化吸收，從而滋養腎臟。於是，刺激足三里還有補腎益精、消除疲勞之功效，從而使人身強體健、精神煥發、青春永駐。

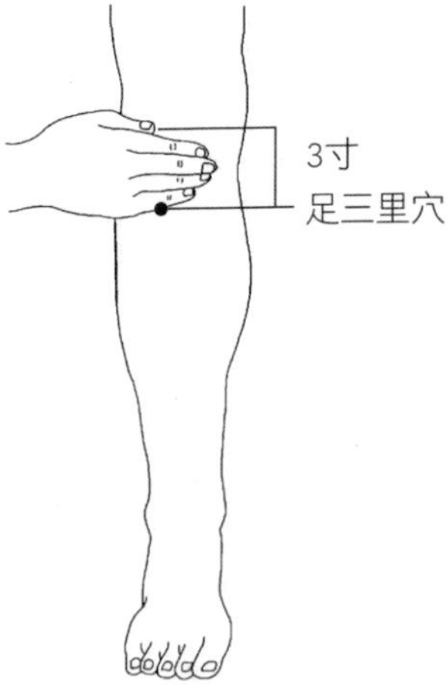

足三里穴

如果你想讓足三里達到最好的刺激效果，可以按下面的方法來施灸：將艾絨（艾條去其外包裝紙即是）捏成麥粒或黃豆大小的圓錐形艾炷，置於穴位上，用香從頂尖輕輕接觸點著，當艾炷將要燃盡，皮膚感到灼熱時，迅速將其按滅，同時用左手拇指、食指、中指按摩穴位周圍，以減輕疼痛。每次三至五壯（炷）。只要灸過幾次，再灸就不會感覺太痛。初灸之後，皮膚局部會變黑、變硬、結痂，下次再灸就在硬痂上施灸。如果有水皰，可以按壓排出液體再灸；如果痂皮脫落，可以用敷料覆蓋，等結痂後再灸。此法即為「瘢痕灸」，是一種簡便效驗的方法。應用時應注意消毒，保持局部乾燥清潔，以防感染。

瘢痕灸雖然效果好，但因為會留下一定的瘢痕，可能有些人不能接受，特別是年輕人。那就可以採用一般的「艾條灸」法：將艾條點燃，燃頭對準足三里穴，距離以皮膚感到溫熱為度，每次十至十五分鐘。還有一種最簡便的方法，就是拍打足三里，刺激該穴位，我國民間有「拍打足三里，勝吃老母雞」的說法。

俗話說「民以食為天」，我們更是一個舌尖上的民族，飲食文化源遠流長，而享用各種美食可以說是人生的一大樂趣。可是偏偏很多人會看著滿桌子的美食，卻無福消受，為什麼呢？因為胃口不好，只能是心有餘而力不足了。長此以往，還會導致腎無物可藏，動搖了這先天之本，可以說就動搖了我們生命的根基。所以保持一個好的胃口是很重要的。怎麼辦呢？當然，可以吃健胃消食片之類的藥。但是有人會發現這些藥只能解決一時的食積引起的消化不良，過一段時間，腹脹、胃口不好又會反覆出現了。解決胃口的辦法，最好是要疏通胃經。

這裡給大家介紹摩腹法。摩腹健身早在我國春秋戰國時期已廣為流傳，《內功圖說》中說：「兩手摩腹，移行百步，除食滯。」這應了我們那句俗語：「飯後百步走，活到九十九。」再加上邊走邊摩腹，那效果就更加不同凡響了。別還不信，唐代名醫孫思邈即以「食後行百步，常以手摩腹」作為自己的養生之道，而享百歲之壽。下面來看具體操作：先用左手掌圍繞肚臍進行環形按摩，然後換用另一手掌作反方向的環形按摩，各按摩六十至八十次，要適當用力揉摩。可在吃飯後進行，早晚各一次。

這種摩腹法，可以覆蓋到胃經在腹部的天樞、外陵、大巨、水道等幾個穴位。其中天樞和水道的按揉十分重要。天樞在人體中可以說是一個承上啟下的穴位，所謂「天樞之上，天氣主之；天樞之下，地氣主之；氣交之分，人氣從之，萬物由之。」這說的是天地之氣在人體內的交換，就在天樞穴這個地方。所以天樞穴是調整上、下腹部氣機的樞紐，可以說是營養物質消化吸收出入的門戶，具有升清降濁，通調上下，調整腸道的功能。所以，經常揉動腹部的這個部位，就可以調理氣機。而水道穴，顧名思義就是疏通水液的通道，胃吸收的水分，要通過這個穴的調整，而進入腎經代謝的一個重要「穴道」。如果它不通暢了，就會導致水濕不運，脾胃陽虛，進而出現腹脹、下肢水腫等。

當然摩腹法也可以不拘泥於只是飯後，站著、坐著、躺著都可以，簡單易行。相信時間長了，胃口自然就好了。有了好的胃，你的腎會得到源源不斷的補給，先天足而後天有餘，這才是富足的生命。

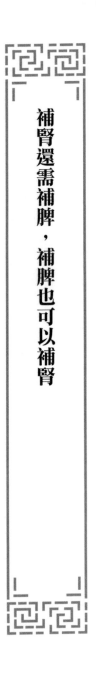

補腎還需補脾，補脾也可以補腎

話說某醫院的員工劉某，一天在工作中突然感到腰部劇烈疼痛，還好當時就在醫院。醫務人員趕緊給他照X光，這時候發現他左腎有兩顆豌豆大小的結石。病人疼得死去活來，於是醫生先給他注射了抗痙攣的止痛藥哌替啶，雖然暫時緩解了，可是沒過多久，又開始疼痛。這次醫生選用針刺腎俞穴和三陰交來治療。當刺激左側的三陰交穴時，疼痛止住了，病人安然入睡，後來也沒有再疼痛。

劉某所患的病是腎絞痛，由於腎結石堵塞了腎盂（腎臟通向輸尿管的囊狀物），而引起劇烈的疼痛。而要緩解這種疼痛，就必須疏通腎盂。那為什麼脾經上的三陰交穴會起到關鍵性的作用呢？原來三陰交雖然在脾經上，但是它是脾、肝、腎三經的交會的穴位，具有運轉氣機、疏通水道的作用。《黃帝內經．靈樞》中說「刺之要，氣至而有效。」正是因為對三陰交的刺激，達到了腰部和腎臟，因此使氣血得到了疏通，於是通則不痛。

三陰交和腎的這種聯繫，使它成為一個補腎養腎的重要穴位。對女人來說，三陰交是她們的福穴，甚至把這個穴位稱為「婦科三陰交」。所謂「婦科三陰交」，顧名思義，此穴對於婦症甚有療效，比如像經期提前、延後，月經過多、過少，白帶異常，更年期綜合症等，都可以通過三陰交來治療。但是對男人來說也是十分重要的，比如像遺尿、遺精、陽痿等和腎虛有關的疾病都可以透過三陰交來治癒。陽痿，往往成為男人的難言之隱，是一個讓男人很失顏面、難以啟齒的疾病。對此，我給開個小方，就是每天按揉三陰交穴十至三十次。因為這樣做，會有很好的補腎的效果，腎氣強了，雄起之日也就不遠了。

為什麼脾經上的穴位對腎有這麼大的影響呢？這是因為在我們的身體裡，脾腎是密切相關的，甚至有「養腎不如養脾」的說法，雖然誇張了點，但是也不是完全沒有道理的。我們知道，腎為先天之本，而脾是後天之本。這怎麼講呢？腎主藏精，就像一個儲藏室一樣，將我們身體的精氣儲藏起來備用。但是身體的精氣是從哪裡來的呢？自然是從我們一日三餐吃的食物中消化吸收來的。而脾恰恰就是主運化我們所吃的食物、水和統攝血液的，所以脾為後天之本。脾腎的關係就像《傅青主女科》所說：「脾為後天，腎為先天，脾非先天之氣不能化，腎非後天之氣不能生。」是一種相互給養、相互資助、相互促進的關係。

知道了脾腎的關係，那脾經上除了三陰交之外，還有哪個穴位最利於養腎呢？《素問．逆調論》說：「腎者水臟，主津液。」這裡告訴我們「腎為水臟」，它在調節體內水液平衡方面有極為重要的作用。所以大凡身體中利水壯水的穴位都是可以養腎的，事實上脾經上的陰陵泉穴恰恰就是這樣的一個穴位。

陰陵泉是脾經上的合穴，中醫認為它在五行中屬水。合穴是什麼意思呢？《靈樞．九針十二原》說：「所入為合。」意為所在經脈的脈氣，在合穴這裡最為盛大，猶如水流合入大海。所以，陰陵泉具有健脾利濕，調補腎臟，通利全身的效果。當消化不良，肚子又憋又鼓；或者吃錯東西拉肚子了；當上火之後，上廁所便秘了；或者小便失禁了；甚至水腫、腎炎、遺精、陽痿等消化系統和腎的病證，都可以來找陰陵泉穴按壓。

在按壓之前，我們先找準它的位置。陰陵泉位於距膝下四指小腿的內側。這一部位骨骼呈彎形，陰陵泉正好處於彎曲部分的中央。按壓的時候，可先用拇指試行按壓

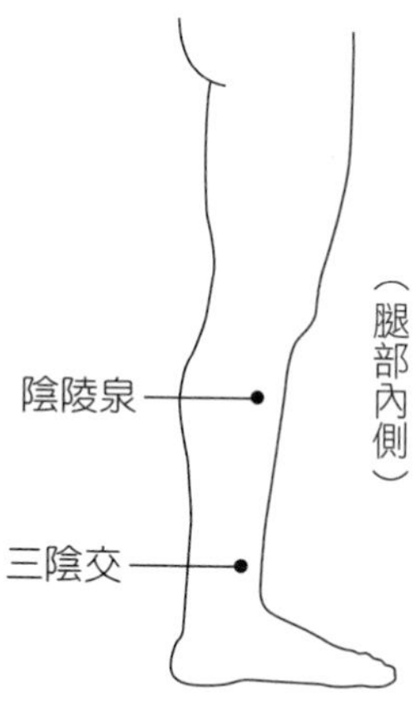

陰陵泉穴、三陰交穴

腿骨與肌肉的交界處，尋找疼痛反射比較舒適的地方，之後交替按壓左右腳的穴位。當然為了按壓效果更好，你也可以借助別的合適的工具施行按壓，比如圓頭的小木棍或者圓珠筆的筆頭。

既然補脾可以固腎，那麼渴望擁有強健腎功能的男人們，自然也不可輕視脾臟。相信很多人都能意識到這個問題，但是意識到了還需要懂得如何去實際的操作。那如何有效的保養脾呢？這裡我告訴大家一個捏脊指壓養脾法。方法是從下向上捏脊，即兩手沿著脊柱的兩旁，用捏法把皮捏起來，邊提捏，邊向前推進，由尾骶部捏到枕項部，重複三至五遍；然後指壓神闕穴（即肚臍，位於臍窩正中），注意要深吸一口氣，把意念都集中在肚臍眼的部位，自然呼吸二分鐘，這套保養法要一天做一次。

捏脊和指壓肚臍眼都有健脾的作用。先來看捏脊的作用。以前一些孩子早產了，他們往往會「先天不足」，進而導致「後天失調」，吃什麼都吐。這樣下去，對孩子的成長極為不利。這時候父母可以幫孩子捏脊，只要堅持一兩個月，就能很好地解決脾胃的問題。那指壓肚臍眼，又為什麼可以健脾呢？因為肚臍眼這個地方實際上是神闕穴，具有收降濁氣、提升清氣的作用。脾臟負責體內的水穀運化，喜歡清氣的利爽，不喜歡濁濕之氣的堵塞。因此指壓肚臍眼，可升清降濁，利於脾臟的運行，從而起到健脾的效果。

雖然通過刺激脾經上的穴位或者調養脾臟的方法來養腎，顯得沒有那麼直接，但是也不失為一種「間接」養腎的方法，而且效果也是十分顯著的。這是因為我們的身體是一個有機的系統，在經絡的縱橫交錯中，相互協調相互影響。所以在養生中，只要方法選擇得當，看似不直接的方法，其實有著內在的聯繫，也會收到出人意料的效果。

打通任脈腎氣強

《扁鵲心書》記載了一個很有趣的故事：南宋紹興年間有個山西太原人，名叫王超。他原來是軍隊士兵，後來落草為寇，成為湖南嶽陽一帶的江洋大盜，當地百姓深受其害。在這期間，他遇到了一個高人，教他一個長生之術。後來，他終被擒獲。那個時候，王超已經年逾九十，但依然面色豐潤，精神矍鑠。臨處死刑，監斬官詢問他是否有特殊的養生術，他回答說，也沒有什麼，只是得火力補益。每當夏秋之交，就用艾火燒灼關元穴。久而久之，不怕寒暑，即使不食數日也能夠忍受。至今臍下一塊，如火之暖。等其處死以後，監斬官讓人剖開他腹部溫暖處，得一塊非肉非骨的石狀物，確實為艾火燒灼所成，才相信大盜所言不虛。

這個故事也許有些誇張，但是扁鵲因此為引子，大談特談關元穴的長壽作用，也不是沒有依據的，至少反映了灸關元的保健養生作用。而且，有一些堅持長期灸關元的人，確實會感覺到腰後兩腎的地方有明顯的發熱感，就像是裡面有一個冬日裡溫暖的火爐。

要明白其中的奧妙，我們需要先來認識一下關元穴。關元穴位於下腹部，臍中下三寸，前正中線上。取穴時，從肚臍正向下大概四橫指（除大拇指外）的寬度，就是關元穴。一般古人起穴位名稱的時候，都是和它的功能密切相關的。那關元是什麼意思呢？《經穴釋義匯解》說：「元陰元陽交關之處，穴屬元氣之關隘，故名關元。」所以中醫認為關元穴與人體的元氣關係十分密切。對此《醫經理解》認為關元穴為「男子藏精，女子蓄血之處。是人生之關要，真元之所存也。」元氣是溫煦五臟六腑，推動人體生命活動的原動力，而關元穴為真元之根、元氣之關隘，可見對身體十分重要。

我們知道一個穴位不是孤立存在的，而是歸屬於身體中的經絡，同時也是透過經絡發揮作用的。關元穴是任脈上的穴位，而任脈又恰好和足三陰經（即脾經、腎經和肝經）在關元這個地方交會。因此關元就像一個神經中樞，對它的刺激會不斷的傳到神經末梢，從而改變身體的狀況。

關元穴在任脈上，中醫上說任脈為「陰脈之海」，可以說是調節陰經氣血的總管。喜歡看金庸的武俠小說或者電視劇的都知道，武林高手一般都是要打通任督二脈。這任脈主管陰氣，督脈則主管陽氣，所以打通了任督二脈，身體裡面陰氣陽氣俱盛，武功自然不斷精進。雖然武俠為了好看，極盡誇張之能事，我們不可當真，但是金大俠這樣寫也是有醫學上的根據的。

說到這裡，我們不難理解，關元穴在任脈之中可以說是陰中之陽，為「元陰元陽交關之處」。而關元連接腎經，為男子藏精的地方，於是可以補益精血、培養腎氣，使腎中精氣旺盛而身體強壯。所以關元穴對於男女泌尿、生殖健康方面的疾病有著廣泛的治療作用，如遺尿、小便不利、遺精、陽痿早洩、陰挺、不孕等。

有這樣一句俗語說：「針必三里，灸必關元。」所以一般說來，刺激關元穴，保健養生，選擇艾灸是比較好的。你可以按下面的方法進行艾灸：艾灸時，首先把艾絨撚成圓錐狀，跟拇指指甲差不多大小即可。然後仰面躺下，把它放到關元穴上，把艾絨的上

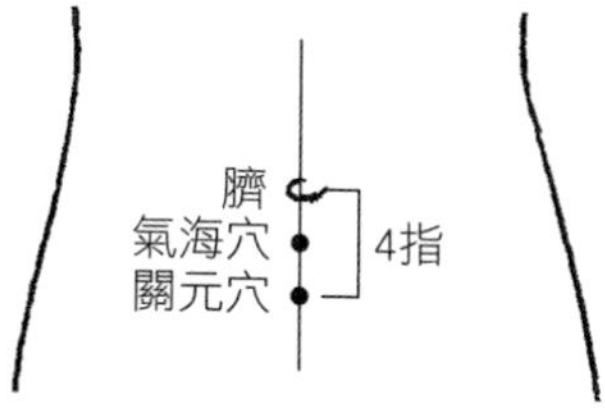

關元穴、氣海穴

面點著，待火力慢慢地滲透下去，快燙到皮膚的時候，拿鑷子夾走，再換一個，這叫一炷或者一壯。如果覺得這樣很麻煩，可以到藥店裡買一根艾條，點著後會冒煙。但不會有明火。用艾條對著穴位進行薰蒸。根據歷代書籍記載和保健經驗，一年之中唯夏秋時節是灸關元的最好時機，每天可灸二十分鐘左右。

如果您覺得艾灸法太複雜，也可以按揉關元穴：將手張開，首先搓熱掌心；把溫熱的掌心輕輕地放到關元穴。手要五指向上翹起，手掌變成一個弧形，盡可能讓掌心貼近關元穴；採用摩法，力量僅僅是在皮膚的表面，沒有向下的力，只是在皮膚的表面做迴旋形動作。頻率由慢到快，範圍由小到大，直到有發熱的感覺。

說到任脈上的養腎穴位，不能不說另外一個穴位──氣海穴。氣海穴，「氣」是人體元氣之意，「海」有聚會之意，在當臍中下一寸半的地方，是人體先天元氣聚會之處，男子生發陽氣的穴位，養生家以該穴為宗氣所歸，就像百川之水匯到了大海，如《針灸資生經》所說：「氣海者，蓋人之元氣所生也。」

那這個穴位對養腎有著什麼作用呢？《難經．十八難》說：「氣者人之根本也」，它是構成和維持人體生命活動的基本物質，也是臟腑組織的生理功能，是人體生命活動的動力及泉源。而其氣的根本又在腎，因此中醫上有「衛氣根於腎」的說法。因為腎是陽氣的所在，我們的身體又要靠陽氣來維持，一個人如果陽氣不足，就要多病短壽，如果陽氣旺盛則健康長壽。

所以一個人腎陽不足了，可以通過氣海穴來調理。可以按下面的方法來操作：先用點法，拇指伸直，指端安放在氣海穴處，壓而點之，連作三十六次；接著用按法，將拇指按壓在氣海穴處，逐漸用力，深壓撚動，連作三十六次；最後用摩法，伸直食指，餘四指捏攏，以食指指腹對準氣海穴，作有節律地環旋摩動，連作三分鐘。

其實，任脈上還有好多穴位是可以補腎、養腎的，比如會陰穴調經補腎、清利濕熱，可以治療遺精、陽痿、陰部癢等；中極穴，利腎培元，對小便不利，遺尿等症有效；石門穴，溫腎益精，可治療水腫、腹痛、泄瀉等……對於這些穴位，我們可能無法一一去操作，但是我們可以選擇一種能疏通整個任脈的方法，好讓它們一起得到照顧。那我們可以選擇推腹法。怎麼推呢？很簡單，從心窩下（巨闕穴）開始往下推腹，推到肚臍眼以下，一直推到恥骨。可以先輕後重，每天持續做。

有人會問，這樣推有什麼用呢？其實這不是亂推的。主要是把身體中的濁氣、濁水推下去，任脈自然就不會堵住，從而通暢運行。其實我們的很多病都是因為身體中的濁氣、濁水在上身堵塞引起的，比如有一種「水氣淩心」引起的眩暈症，就是由於脾腎陽虛導致水氣上逆，停留在胸膈影響了心臟導致的。只要用上面的方法推一下就會好了。

現在你準備好打通你的任脈了嗎？也許你無緣成為一個武林高手，但是你絕對可以成為一個養生、養腎的高手，使自己在疾病叢生的社會中成為一個強「腎」的人。

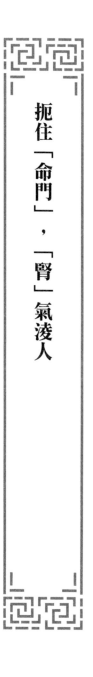

扼住「命門」，「腎」氣淩人

不知道你是否是一位武俠迷？很多男性朋友都很喜歡那種飛簷走壁、快意恩仇的大俠風範。但是讓大俠哭笑不得的是有時會被人點了穴位，那便動彈不得，再好的武藝也無用武之地。要是被點了死穴，那就更危險了。

那到底人有沒有死穴呢？還真有，而且不只一個，人體總共有三十六個致命穴，俗稱「死穴」。但是你不用擔心，現實生活中當然沒有武俠小說中寫得那麼誇張，這些穴位如果不是巨大的外力撞擊，一般是很難傷到。在前面提到的三十六個死穴中，其中一個叫作「命門」，這聽起就是一個生命攸關的穴位。沒錯，穴如其名，「命」指的是生命，「門」則意為出入的門戶，所以它就如同生命出入的通道一樣。命門穴經屬督脈，中醫上認為它是強腎壯陽的大穴。

那命門裡面究竟藏著什麼樣的玄機呢？《難經．三十九難》說：「命門者……其氣與腎通。」由此可見，命門於腎臟是息息相關的，因為它們「呼吸」著同樣一股氣息，有著一榮俱榮、一損俱損的關係。我們知道，腎是人的先天之本，裡面儲存著人體的元氣，既有陰氣，又有陽氣，所以大多醫家認為命門與腎同為五臟之根本，內寓真陰真陽，是人體生命的來源。但是從臨床來看，腎缺乏陽氣往往多於缺乏陰氣的情況。而身體一旦腎陽虛了，就會引起腰膝酸軟、四肢冰冷，甚至陽痿。醫學上會把這種情況稱作「命門火衰」，這也反應了腎與命門之間唇亡齒寒、休戚與共的關係。

若腎陽虛了，怎麼辦呢？我們前面提到了許多補腎的方法，如果選擇得當自然都會有用。但是在這裡，我們何不利用命門與腎臟這種息息相關的關係，給它來一招「煽風點火」呢？用柴火或者煤爐燒過水的人都知道，火在下面慢慢地燒著，需要有人在下面的通風口處輕輕煽風，這樣火勢慢慢加大，壺裡的水很快就沸騰了。所以要補腎壯陽，可以加大命門之火。

要加大火力，穴位刺激中最好的方法就是艾灸。我們可以按如下方法來操作：首先，被艾灸者取坐位坐直；然後操作者找準命門穴。命門穴很好找，因為它和我們的肚臍眼是前後相對的，所以，我們在找該穴的時候，只要以肚臍為中心圍繞腰部做一個圓圈，這個圓圈與背後正中線的交點處就是了；之後讓患者取俯臥位，接下來將艾條的一端點燃後，距離皮膚二至三釐米，對準命門穴艾灸，使局部有溫熱感而不灼痛為宜，每次灸三十至六十分鐘，灸至局部皮膚產生紅暈為準，每星期灸一次。日常保健可以每次灸十五分鐘左右，隔天灸一次。這種方法對腎陽虛引起的陽痿、遺精、遺尿、手腳冰冷或者老年人關節怕冷，都能收到很好的效果。

命門穴之所以對養腎有這麼大的影響，和它所在的督脈是分不開的。從督脈的走向來看，它的主幹，在尾骨端與足少陰腎經、足太陽膀胱經的脈氣會合，貫穿脊柱，屬於腎。另外有一分支也達到腰中，進入脊柱兩側的肌肉，與腎臟相聯絡。此外，督脈有「陽脈之海」之稱，它就像是人體陽氣的總督，支配人體陽氣的運行。而腎是先天之本，裡面藏著陽氣。如果腎裡面陽氣不足，就會導致督脈虧虛，從而無法供應各個臟腑，臟腑的溫養不夠，那麼男人的生活、運動、泌尿、生殖都會受到影響。同樣的，如果督脈不通暢，那麼身體吸收的陽氣也無法通到腎中收藏，久而久之就會腎陽虛弱。這樣，我們可以刺激督脈上的穴位來提升陽氣、溫通腎陽。

在督脈上有一個保健大穴——百會穴。百會穴非常好找，位於從兩眉之間引至頭頂部的中線與兩耳尖連線的交點。為什麼叫百會呢？因為它就是各種脈氣匯聚的地方。道家稱百會穴為「一身之宗，百神之會」，它是人體最高的穴位，就像華山之巔，各路武林高手都在此聚集，要在這裡來一場「華山論劍」。

說到這裡可能大家記得金庸的《天龍八部》中曾描繪了一位絕世高手——藏經閣掃地僧，面對武功同樣高強的慕容博、蕭遠山，他只在他們頭頂一拍，兩人登時倒地，不省人事。小說雖為虛構，但掃地僧所拍之處確為人體頭部要穴——百會穴。百會穴其實也是人體的死穴之一，其中有歌訣這樣說：「百會倒在地，尾閭不還鄉，章門被擊中，十人九人亡。」要是有的人摔倒的時候，百會穴撞到了地上，那可是一件十分危險的事情。

百會穴雖然是個是非之地，但是它也能保一方安寧。從好的一面來看，正因為它對身體的影響十分顯著，我們善加利用，就能充分發揮它的正能量，幫助我們達到強身健體的目的。我們可以按如下按摩方法來操作：用掌指按壓百會穴，每次按摩五十遍，每天三次，效果良好。或者採用叩擊法，也就是用右手掌心輕輕叩擊百會穴，每次數十下即可。

百會穴除了通過督脈影響到腎臟之外，還有很重要的一點是百會穴位居頭頂，歸屬於腦，而具有健腦的功能。《靈樞．海論》中說「腦為髓海」，而腎主精生髓，這都是我們身體中最寶貴的物質，「精髓」一詞也就是這麼來的。如果身體裡腎精滿盈，那麼髓海充實；如果腦袋裡面髓海充足，腎也不容易虧虛。可見按摩百會穴對養腎有著多重的功效。

男人的魅力，在於他的陽剛之氣，而督脈督管我們一身的陽氣，它還有許多穴位都可以培陽補腎。如果你發現自己有腎陽衰弱的跡象，那就來找它吧！

第五章

吃出來的強腎方——食療是養腎的瑰寶

在古代，軍隊打仗一貫是「兵馬未動，糧草先行」。一旦「糧草」出了問題，整個軍隊就會出現一連串的不良反應，甚至會導致全軍覆沒，可見「糧草」對於軍隊的重要性。對於養腎而言也是如此。如生活中的一些食物，如黑豆、黑芝麻、枸杞等，對腎都有一定的補益作用。瞭解這些知識，就可以為你節省大筆開銷，經濟實惠地把腎養好。

植物種子，可補腎壯陽

俗話說：「春播一粒種，秋收萬擔糧。」可以說種子是非常神奇的，從一顆種子可以長成一棵參天大樹，而一棵大樹又會結無數的種子。農民喜歡種子，園藝家喜歡種子，其實對於養生的人來說，更應該喜歡種子，這是因為植物的種子具有增加能量，補腎助陽的作用。

在古代，用種子入藥來補腎養腎的方法並不少見。《攝生眾妙方》中就曾經收錄一個方子，名曰「五子衍宗丸」，其主要成分就是枸杞子、菟絲子、五味子、覆盆子和車前子。五子衍宗丸起源於唐代著名的補益中藥方劑，因其配料中的五種中藥材的名字均有一個「子」字，故名五子。此方是用來補腎陽的，治療男性腎虛精少、陽痿早洩、改善精液品質、治療不育症等，後來擴展到治療尿頻，甚至是婦女白帶多，被譽為「古今種子第一方」。其實究其治病的原理，就是植物的種子能夠補充腎氣，增強人體的陽氣。

那麼為什麼植物的種子具有補腎助陽的功效呢？大多數的種子萌發時，都是靠自身的胚乳提供營養的，也就是說種子萌發時是不需要借助化肥等外界的營養的，可見，種子已經為一個即將萌發的生命貯備好了能量，就像哺乳動物的胎兒那樣得到了充足的養料，可以說種子是植物中能量最集中的一部分。因此，種子藥物是可以用來補腎助陽的。

以前，很多人認為只有狗肉、羊肉等這些肉類食物才可以補充人的腎氣，所以對於很多素食主義者來說，只有無可奈何的份了。而現在，知道植物種子能夠補腎壯陽，這一觀念的確立，可真是幫了素食主義者的大忙，他們可以透過多吃種子類的各種乾果，來補腎氣、壯陽氣，使生命充滿活力。

說了這麼多，下面我就給大家介紹一些補腎壯陽的植物種子。

植物種子一：枸杞子。枸杞子可以說是補腎壯陽，延年益壽的健康良藥，其做法有很多，在這裡我給大家推薦一個補腎健脾的「枸杞洋蔥牛肉湯」。需要準備牛肉五百克，洋蔥五個，枸杞子三十克，胡蘿蔔一百五十克，馬鈴薯二百克，胡椒粉、鹽少許。先將牛肉洗淨切成小塊，洋蔥、胡蘿蔔、馬鈴薯洗淨切片備用。用胡椒粉把牛肉拌勻後，放入熱鍋內炒成赤色，然後加入部分洋蔥一起炒；將枸杞子和炒好的牛肉放入沙鍋中，加適量清水，武火煮沸後改用文火煲，一小時後加入胡蘿蔔和馬鈴薯再煲半小時，最後加入剩餘的洋蔥煲至熟，加鹽調味後即可食用。此外，用枸杞子泡酒喝還能治療陽痿。但是枸杞子滋膩，具有生濕、膩滯的副作用，外感熱邪、脾虛有濕以及泄瀉者最好忌服。

植物種子二：核桃。大家常聽說核桃補腦，因為以形補形，核桃肉形似人腦。現在很多大人都給孩子買核桃牛奶來喝，希望能提高智力。其實，核桃主要的功效是補腎固精，「腎主骨生髓通於腦」，因此補腎就是補腦。核桃的吃法也不少，既可以生食、炒食，也可以榨油、配製糕點等。這裡我給大家介紹一個美味的「琥珀核桃」。準備核桃肉三百克，白糖一百五十克，將核桃肉放入開水中，加少量精鹽浸泡十分鐘，挑去核桃皮衣，洗淨，瀝乾。鍋內放少量清水及白糖，熬至糖汁濃稠，投入核桃肉拌炒，使糖汁裹包在核桃肉上。換鍋將香油加熱，投入粘滿糖汁的核桃肉，然後用文火炸至金黃色，撈出瀝去油，晾涼後就可以食用了。

植物種子三：韭菜子。韭菜又叫「起陽草」，現代人還稱之為蔬菜中的「威而剛」。其實韭菜子溫補肝腎，壯陽固精的功效也不遜色。準備韭菜子十克，粳米五十克和少許鹽，將韭菜子用文火燒熟（或將韭菜子研細），與粳米、鹽一同放入沙鍋內加水五百毫升，煮熟即可。每日溫服兩次，則可以補腎壯陽、固精止遺，還可以健脾暖胃。這款「韭子粥」也可以當做藥膳，用於治療陽痿、早洩、遺精，小便頻數等。

植物種子四：板栗。板栗又叫「腎之果」，對於養腎有很好的功效，可以在兩餐之間當零食吃，但不宜過多，每天最多十個就可以了，否則傷脾胃。也可以做成美味的「桂花栗子羹」。用板栗三百克，白糖一百克，太白粉五十克，糖桂花少許，將板栗在清水中略煮，再去殼取皮，栗肉上籠蒸酥，等栗肉冷卻後切成粒狀。鍋內略加清水後，再加栗肉泥、白糖，用大火煮沸後，轉用小火略燜，再用太白粉勾薄芡即成，當點心食用。蘇東坡的弟弟蘇轍曾寫詩讚頌板栗的食療功效，「老去自添腰腳痛，山翁服栗舊傳方」。也就是說服用板栗對於腰痛很有幫助，而「腰為腎之府」，若腎氣虧虛，腰就會痛。板栗可以養腎，故可治腰痛。所以，腎虛腰痛者最適宜吃板栗了。

植物的種子還有很多，例如榛子、松子、芡實、花生、白果，杏仁等，它們都具有一定的養腎功效，但是由於植物的種子含油脂較多，多吃不僅影響消化，還有可能導致肥胖。所以最好在早餐中吃一些，或者兩餐之間當零食吃，或者做飯菜時放一些，而不要飯後大量食用。

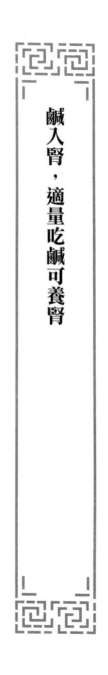

鹹入腎，適量吃鹹可養腎

一說到鹹，人們首先想到的就是鹽。所謂「開門七件事，柴米油鹽醬醋茶」。生活中離不開鹽，很多人在做菜的時候放了不少油、佐料，可是一不小心分了神，忘記在菜裡加鹽，結果做出來吃到嘴裡，索然無味，因為它太淡了，淡則無味，而「一鹹」卻可「三分味」。鹹味自古被列為五味之首，民間還有句話叫「一鹹遮百味」，可見鹹味食物在日常生活中的主導作用。不過，鹹味可不僅僅在我們味覺享受上重要，它對於我們的身體來說也有非常重大的意義。

中醫認為，鹹入腎，也就是說鹹味的食物或者藥物往往對腎起作用。在中醫用藥上，為了引藥入腎增強補腎作用，不少藥物如知母、黃柏、杜仲、巴戟天等藥會用鹽水炮製，就是根據鹹入腎這個道理。不過這道理從何而來呢？《素問．至真要大論》

中云：「五味入胃，各歸其所喜攻……鹹先入腎。」也就是說，五味各與五臟有一定的親和性，所以，五味入胃之後，各歸其所喜歡入的臟腑，而鹹味是入腎的，這裡的「先」是用來詮釋其所入的特性。這頗有「各回各家，各找各媽」的意思。而且不僅五味對五臟有所選擇，反過來，五臟對五味也是各有嗜欲的。正如《素問．六節藏象論》中所言：「嗜欲不同，各有所通。」所以，不僅鹹喜歡腎，腎也偏好鹹，這又好比一對兩情相悅的情侶。

說到這裡，大家可能會疑問，為什麼是鹹味入腎，而不是其他的味入腎？為什麼是腎嗜欲鹹，而不是其他的臟腑嗜欲鹹？其實這就和腎的功能和鹹味的作用有關了。中醫學認為，「腎主水」，即腎有調節全身水液代謝的作用，而這種作用靠什麼得以發揮呢？其實就是鹹味的食物。鹹味的食物能調節人體細胞和血液滲透壓平衡及水鹽代謝，所以，腎借助鹹味的食物其作用才得以發揮，而鹹味的食物也借助腎才找到了自己的用武之地。舉個例子說，如果把三國時期的劉備比作腎的話，那麼諸葛亮就是鹹味的食物。劉備為人謙和，禮賢下士，三顧茅廬請出了臥龍諸葛亮，最後借助諸葛亮的智慧才得以匡扶蜀漢的政權，而諸葛亮也在一代賢主劉備這裡施展了自己的才能。可以說腎和鹹就是這樣的關係。

那麼鹹味的食物入腎後會怎麼樣呢？其實「鹹先入腎」後還有一句話，「久而增氣，物化之常也；氣增而久，夭之由也。」「夭」有「早死」的意思，所以這句話是說五味可資助增強所喜歡的臟腑，這是物質化生的常理，但若長期偏嗜則可使相應的臟腑失調，因而損傷危害人體。由此可以得出，平時吃一些鹹味的食物可以養腎，但是過鹹則傷腎。

鹹味的食物有哪些呢？應該怎麼吃呢？下面我就給大家介紹一二，希望能對您的身體有所幫助。

鹹味食物一：鹽。平時我們做菜的時候放的食鹽其實只是鹽的一種，像是味精、雞粉、醬油等這些調味品也屬於鹽的範疇。它們的使用自不必說，但是存在的一個問題就是我們食用的鹽普遍過量。調查研究，中國居民從南到北，所食用的鹽量每日平均是十五至二十五克，而世界衛生組織專家指出，健康成年人每日鹽的攝取量不宜超過六克，相當於一個啤酒瓶蓋的鹽，且其中包括通過各種途徑（炒菜、鹹菜、調味品等）攝入鹽的量。可見，我們實際的用鹽量遠遠高於這個標準。鹹養腎，可是過鹹傷腎，中醫講「腎主骨生髓」，人身的骨骼與腎臟的功能有關，因此過鹹容易損壞骨頭，還會導致心血管疾病、高血壓等。所以，建議大家可以在市場上買二克的、三克的定量鹽勺，控制烹調用鹽。此外，也要少吃醃漬鹹菜。

鹹味食物二：海帶。海帶是一種味道可口的食品，其做法有很多，涼拌、葷炒、煨湯，無所不可。在這裡我就教大家一個「海帶豆腐湯」。準備凍豆腐（或北豆腐）二百克，海帶結五十克，蘑菇五十克，薑二片。將凍豆腐切小塊，擠乾水分，海帶結洗淨，蘑菇洗淨撕成小片，待鍋中油燒熱後，放入凍豆腐，略煎一會，煎至豆腐表面有些發黃後，倒入水、海帶結、薑片。煮至水開後，轉小火煮三十分鐘，煮至一半時將蘑菇倒入一起煮，出鍋前撒鹽調味即可。豆腐與海帶的搭配可以說是珠聯璧合，日本僧侶歷來長壽，其中重要的原因之一就是經常吃海帶燒豆腐，而這與海帶可以養腎有很大的關係，是元氣所在的地方，如果腎養好了，那麼自然有利於長壽。

鹹味食物三：海蜇。海蜇在中醫五味裡也是屬於鹹味的食物，最常見的做法就是涼拌。準備海蜇皮三百克，黃瓜絲五十克，芥末油三克，醋四十克，香油三克，味精三克。將海蜇皮洗淨切絲，泡兩天，去鹹味，然後用五六成熱的熱水把海蜇絲燙一下，撈出過涼。把醋、香油、味精倒入碗中拌成調味料，把黃瓜絲先放盤裡，再把海蜇擠乾水分放在黃瓜絲上面，澆上調料，淋芥末油即可。正因為海蜇能夠養腎，所以現代經常把海蜇用於治療高血壓病、頭昏腦脹等。

鹹味食物四：墨魚。墨魚又叫烏賊，不知道大家有沒有吃過「椒鹽烏賊」，也是一道可口的菜，其做法如下：準備烏賊五百克，酒二茶匙、蛋清一個，白胡椒一茶匙、鹽一茶匙、番薯粉四匙，將烏賊與調味料拌勻。炸油燒熱（約三分之一鍋油），將番薯粉拌入醃好的烏賊，放入油中炸熟撈出。將鍋子洗淨，在火上燒乾，再將炸好瀝乾的烏賊加入鍋中，與椒鹽拌炒，待椒鹽遍沾於烏賊上，便可起鍋。烏賊具有益腎滋陰的功效，但是烏賊魚肉屬動風發物，故有病之人酌情忌食。

除了這些之外，很多海產品都是鹹味的，例如蝦，海參等，這些食物適當食用可以補腎壯骨。但需要注意的是，鹹味食物多大寒，經常吃大寒的食物不僅傷腎，同時也會損傷脾胃，所以，一定要記住適度的原則。

臟養：以臟補臟，養腎不可不知

民間有句話叫「吃啥補啥」，很多人吃核桃來補大腦，核桃仁形似人腦，小孩兒如果想智力好，腦子靈，每天早上起來吃兩三個核桃就可以了；肺不好，就會想著吃百合粥，因為百合形狀像肺。小的時候，大人做魚，常常會把魚眼睛留給我們吃，認為吃魚眼有益我們的視力；虛寒胃病的人則常食用豬肚來暖胃；也有人用動物的「鞭」（生殖器）來壯陽。諸如此類的還有很多，其實這並不是毫無根據，而是有一定道理的。

「吃啥補啥」源於中國醫學的食療方法，這是勞動人民千百年來的經驗總結出來的。《黃帝內經．五常政大論篇》曾說到：「虛則補之，藥以袪之，食以隨之。」也就是說，食物可以起到輔助治療的作用。而後，《神農本草經》中也對食療法的功效及應用進行了詳述。到了唐代，醫藥學家孫思邈發現了動物的內臟與人體的內臟在形態和功能上都十分相似，因此創立了「以臟補臟」和「以臟治臟」的理論。例如，肝開竅於目，他就用羊肝來治療夜盲雀目；腎主骨，就用羊骨粥來治療腎虛怕冷。後來，在「以臟補臟」的基礎上，形成了包括植物在內、範圍更廣的「以形補形」的觀點，俗稱「吃啥補啥」。

現在很多人容易得糖尿病，是由於各種因素導致的胰島功能減退、胰島素抵抗等而引發的糖、蛋白質、脂肪和水等一系列代謝紊亂的綜合症，而我們中醫在治療糖尿病的時候，會把豬的胰臟放在藥方裡一起煎煮，就是根據「以形補形」的原理。後來西方人從動物胰臟裡提取出胰島素，便成為了治糖尿病的特效藥，殊不知中醫早就根據「以形補形」的原理而已經走在前頭了。

雖然我們很多時候都依據「以形補形」來治癒和緩解病症，但是仍然有很多人認為這不足以令人信服，而持有懷疑的態度。其實，要解釋「以形補形」的科學道理，就要從生物和人類在地球表面所經歷的漫長的進化歷程說起。大家可以想一想，動物和人類都是在地球表面生活，透過呼吸、喝水和吃東西來生存，與地球表面的物質和能量進行交換來達到平衡狀態，所以人和動物的五臟六腑都有大致相同的物質組成和功能，例如肺是用來呼吸的，心是血液循環的器官等。各種功能不同的器官對於各種元素有不同的親和力。所以，「以形補形」的實質就是根據人體某些器官缺乏某種元素而生病時，透過食用六畜相應的器官來補充所缺的元素。例如，人吃了豬肝後，容易把裡面的鋅和鐵等元素吸收。可見，「以形補形」不只是經驗之談，而是有科學道理的。

那麼對於養腎來說，我們如何「以形補形」呢？下面我就給大家介紹幾個方法。

第一種食物，豬腎。豬腎可用於炒、爆、炸、熗、拌，例如「爆炒腰花」、「熗腰花」等，在這裡我教大家做一個滋補肝腎、強腰壯體的「豬腰燉杜仲」。準備杜仲十克，豬腎一個。將豬腎去除內壁上的白色筋膜，然後切片，用適量的椒、鹽醃去腥味，然後洗淨，放入清水中，同時加入杜仲煲至熟爛即可。很多人都有熬夜的壞習慣，熬夜後腰酸背痛，這個時候喝一盅豬腰燉杜仲就可以了。豬腎雖然有助於補腎氣，但是需要注意一點，不能單用它來治病，而是應該作為食療輔助之品。正如《綱目》所言：「豬腎性寒，不能補命門精氣，方藥所用，借其引導而已。」此外，豬腎性寒，所以腎氣虛寒者最好不要吃。

第二種食物，羊腎。不知道大家有沒有吃過「椒蔥炒羊腎」？其做法並不難。準備羊肝一百克，羊腎一百克，大蔥五十克，紅椒一只，生薑十克。花生油十五克，鹽五克，味精一克。胡椒粉少許，紹酒二克，太白粉水適量，麻油一克。將羊肝切片，羊腎去白筋切片，大蔥去老皮切斜片，紅椒切片，生薑去皮切片，鍋中加水，待水開時下入羊肝片、羊腎片，用大火迅速燙至八成熟，撈出待用。另燒鍋下油，放入生薑片、大蔥片、紅椒片，熗炒片刻，攢入紹酒，調入鹽、味精、胡椒粉，用大火炒熟入味，然後用太白粉水勾芡，淋入麻油即可。這是一道健腦益智的菜，羊腎可以補腎氣，益精髓，而腎通腦，所以想補腎的同時也可以補腦了。還有一點，羊腎和豬腎一樣，也是輔助的作用。

第三種食物，腰果。腰果仁形狀像腎，是名貴的乾果和高級菜餚。既可以平時當零食吃上三至五粒，也可以在做飯的時候加點。例如，比較常見的粵系名菜——腰果蝦仁，或者是拌芹菜、豆腐皮時加一點腰果。此外，喝粥吃早點時，也可以往粥裡加點腰果碎粒。中醫學認為，腰果可以補腎，補血養腦，但是腰果吃多了容易過敏，出現腹痛，眼、耳、鼻發癢等，所以每次最好十至十五粒，並且過敏體質的人和沒有吃過腰果的人要謹慎為好，如果出現過敏反應，要及時看醫生治療。

第四種食物，豇豆。豇豆也就是我們平時所說的菜豆，撥開外皮，你會發現它的形狀很像腎。它除了有健脾和胃的作用外，最重要的就是補腎了。怎麼補呢？我推薦大家一個葷素搭配的清淡小菜——豇豆炒肉絲。對於腎虛、尿頻或者是遺精的人來說，最適宜多吃些豇豆了，但是氣滯便結者應該慎食。

世間的事，大多數都應該就其一體兩面，辯證地看待，「以形補形」也是一樣。中醫講究的是「氣」，而不是像西醫那樣簡單地醫治某一器官。中醫注重辨證虛實，虛證要補，實證則不能補。例如，如果某個人腎臟出現了功能性的障礙，那麼最好是不要吃豬腎、羊腎這些高脂肪、高蛋白的食物，否則會增加腎臟負擔，起到了相反的效果。因此，大家千萬不要簡單地用「以形補形」作為治療的手段。一定要根據自己的體質和中醫的建議，這樣才能達到理想的效果。

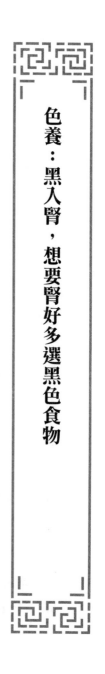

色養：黑入腎，想要腎好多選黑色食物

每個人都有自己喜歡的顏色，每種顏色也都有自己的含義，例如，白色代表著純潔、簡單，黃色代表著光明、快活，紅色代表著熱情、奔放，綠色代表著青春、生命等。這些鮮豔的顏色總是能給人們帶來不同的精神享受。可是一提到黑色，人們卻往往會想到悲哀、死亡、罪惡和恐懼，在西方文化中，還把淒慘、悲傷的日子叫做「黑色的日子」，像「黑色星期五」。黑色雖然有這麼多負面的含義，但是黑色的食物對於養腎來說可是能夠達到滋養和呵護的作用，故民間才有「逢黑必補」之說。

這是什麼道理呢？其實，早在兩千多年前，醫學專著《黃帝內經》中就已經給出了答案。這本書裡指出「白色入肺，青色入肝，黃色入脾，赤色入心，黑色入腎」，並由此形成了五色配五臟的中醫學理論體系，而且有效地運用到了臨床診斷和治療中。不過這個「黑色入腎」有什麼根據呢？

在中國醫學的五方與五臟的理論中，腎臟在五方中屬於北方，而北方的顏色是黑色的。不知道大家有沒有去過北京的社稷壇？那是明清兩代的皇帝們，在每年開春的時候，去開壇祭祀社、稷神祇的祭壇，「社」是土地神，「稷」是五穀神。社稷壇位於天安門的西側，就是現在的「中山公園」裡面正中的位置。此壇是呈正方形的三層高臺，以漢白玉砌成，象徵著「天圓地方」之說。壇上鋪有東方青、南方紅、西方白、北方黑、中央黃的五色土，四方矮牆也按方向覆蓋著四色琉璃瓦。而這五色土是由全國各地納貢而來的，以表示「普天之下，莫非王土」。

北方黑——北方是黑土地，因飽含了豐富的腐殖質所以黑，而南方土地因含酸性物質多故紅色，西方因含鹽鹼量大故白色，東方因溫度雨水適宜，常年耕耘故青色，中間黃則是因為黃土高原被雨水帶下來衝擊而成。所以，黑色屬於北方，而不是其他顏色屬於北方。除了從國土的顏色上來看之外，我們也可以從中原地區來看，在中原地區，太陽的位置偏於南方，所以使北方相對於南方較「黑」。北方既是黑色，而腎又屬於北方，所以黑色自然就入腎了，正如《黃帝內經》中的那句話，「北方黑色，入通於腎」。

我還曾經看過有人從「醫易同源」的角度來解說它，源自於《周易．繫辭下》中的這句話：「天地絪縕，萬物化醇；男女構精，萬物化生。」在易經八卦中，乾為天為父，坤為地為母，也就是說人天相應。那麼人知恥，天亦知恥。天地在做愛時，一定先烏雲密佈，遮住太陽，在絪縕的過程中打雷下雨，打雷就好像是天地絪縕時的性吼，而所下之雨則是天地之精。不管是大雨，小雨，還是皚皚的白雪，這些天地之精都是來自於黑色的雲，那麼人之精來自於黑色的食物也就理所當然了。這種說法其實也不無道理。

既然「黑色入腎」，如果想要養腎的話，「黑色食物」就應該是平時飲食中必不可少的了。不過黑色食物有很多，做法也有很多，在這裡我給大家推薦幾個，不妨一試。

黑色食物一：黑米。準備黑米一百克、紅糖適量。先將黑米洗淨，然後浸泡一晝夜，將泡米的水與米同煮粥，以保存營養成分。待粥煮至濃稠時，再放入紅糖調味，稍煮片刻即可食用。人們在長期的服用中發現這黑米粥可以改善頭昏目眩，故稱其為「藥米」。其實這根本原因是黑米可以養腎。腎主骨，骨生髓，而腦為髓之海，所以如果腎精充足的話，腦袋就不會暈暈的，而是神思敏捷了。

黑色食物二：黑芝麻。很多人都喜歡喝超市賣的黑芝麻糊，其實自己也可以做「黑芝麻麵茶」來代替。準備白麵粉五百克，黑芝麻一百克，將黑芝麻炒熟（當然買現成熟的也可以），白麵粉炒至焦黃，每天早上起來時，用滾開水沖調三十克左右食用，也可以加鹽或者糖調味。如果常服的話，對於鬚髮早白和脫髮有很大的作用。這其中的奧妙也源於黑芝麻可以補腎。腎，其華在髮，「華」即「榮華外露之意」，青少年一般腎精足，頭髮就會烏黑茂密且光亮，相反，年老體弱的人，腎氣不足，頭髮就會慢慢變白，枯槁甚至脫落。

黑色食物三：黑豆。準備黑豆二百克，清水八百克，糖少許。將黑豆洗淨，用五十度的溫水，浸泡一夜後，將黑豆和浸泡黑豆的水一起倒入攪拌機中，攪打約二分鐘充分將黑豆打碎。然後用漏網將豆漿過濾到碗中，可保留豆渣備用，再將豆漿用漏網過濾到鍋中，大火加熱豆漿至沸騰後關火，調入糖攪拌融化即可，剩餘的豆渣則可做成豆渣餅。當然，也可以用豆漿機直接打成豆漿，或者做黑豆粥也是不錯的選擇。黑豆被古人譽為腎之穀，黑豆不僅形狀像腎，還可以補腎強身，對於腎臟有保護作用，特別適合腎虛患者。民間有句諺語：「每天吃豆三錢，何需服藥連年。」這和黑豆養腎的功效是分不開的。

黑色食物四：桑葚。用桑葚三十克（鮮者六十克），糯米六十克，煮粥，待熟時調入冰糖少許即可。此為「桑葚粥」，也可以平時當做水果吃。研究發現，桑葚對於腸燥便乾者很有幫助。腸燥便乾多是由於體內缺少津液，而腎為水臟，主津液，桑葚養腎，故對於腸燥便乾有幫助了。研究還發現，桑葚可以提高精液的品質，所以，對於積極備戰「造人工程」的男性朋友，不妨多吃一些桑葚。

最後再給大家一個「強上加強」的方法——「三黑」粥。用五十克黑米，黑豆二十克，黑芝麻十五克，核桃仁十五克，共同熬粥後加入紅糖調味即可。核桃仁也是補腎佳品，此粥對於腎虛貧血者很適用。

黑色的食物遠不止這些，還有黑木耳、黑棗、紫米、紫菜、烏骨雞、海帶、黑香菇、黑葡萄、黑海參等。不過需要注意，不管什麼好東西，都要防「過猶不及」，否則只能適得其反。明白了這些，以後在飲食上，可就要眷顧一下黑色的食物了。

第六章

好習慣養腎——別讓壞習慣無意間傷害你的腎

現在很多人一提到養腎，就是花錢補這補那的；而最不花錢、最有效的生活，他們卻置之不理。事實上，一個人如果是順應自然，遵循自然變化的規律，起居有常，勞逸結合，使生命過程的節奏隨著時間、空間和四時氣候的改變而進行調整，即可達到養腎的目的。

養腎可開竅，不作糊塗男

男人作為一家之主，其智慧應當是老婆崇拜的對象。可是有的男人偏不爭氣，糊裡糊塗，渾渾噩噩，就是不開竅。有的老婆可能就會罵自己的男人：「你是不是十竅只通了九竅啊？一竅不通！」「十竅通了九竅」這是歇後語為了順口而說的，事實上人只有九竅，分別是兩耳、兩眼、兩鼻孔、一嘴和二陰，要是九竅都通了，那就全通了。

九竅中和腎關係極為密切的有四竅，也就是兩耳和二陰。所以養好了腎，你就能有聰敏的耳朵，並且二便通利。

先說耳朵。中醫認為人的五官九竅與臟腑是相關的，比如肝開竅於目，腎開竅於耳。耳朵與各臟腑都有聯繫，它是我們身體上經絡分布最密集的地方，十二經脈，三百六十五絡，其氣血都從耳朵經過，所以耳朵非常敏感，一碰它就紅。中醫上說：「腎開竅於耳。」所以它與腎的關係尤為密切。《四診訣微》也說：「耳焦如炭色者，為腎敗，腎敗者，必死也。」可見，從耳朵上就可以看出腎的盛衰。

基於這種關係，我們可以透過耳朵來養腎。例如「鳴天鼓」是早已流傳千年的按摩耳朵強腎的方法。該法最早見於丘處機的《頤身集》，後來傳統健身術的八段錦和易筋經也都採用了「鳴天鼓」這個方法，以達到強腎健身的目的。

另一方面，耳竅需要腎精的滋養，透過養腎達到耳聰的目的。我們知道，有些老年人，你對他說話要非常大聲才能聽見，而他會對你說得更大聲。這是因為老年人因為腎精衰竭，耳朵得不到充分滋養，聽力就會下降，甚至出現耳聾。所以治療老年性聽力下降、耳聾，需要從補腎來治療才是治本。

說了耳朵，我們來看二陰。二陰指的是前陰和後陰，前陰指的是生殖和泌尿器官，後陰則是排便的通道。

腎和前陰的關係，從生殖和泌尿的角度來看，是很好理解的。我們前面提到過，一方面腎主性和生殖，陽痿、早洩、滑精這些與前陰有關的問題實際上都是腎的問題；另一方面，腎主水，是身體中水液的調控室，所以尿頻、尿急、尿不淨，都是腎氣不足而導致的。所以，養好腎，腎精足，腎氣強，就可以將生殖和泌尿主導得很好。

腎通後陰，後陰的功能主要是排泄。這和前陰一樣，主要是因為腎主水，掌控著五臟六腑的水液，從而主管排泄功能。金元李東垣說：「腎司二便，主五液，津液盛則大便如常。」比如有的人上了年紀，有時會頻繁拉肚子。開始的時候出現腹滿脹痛，肚子咕咕地叫，拉的大便很稀，拉完之後疼痛會減輕，但是過後又會反覆發作。這很可能就是腎陽虧虛引起的。因為大便的正常與否，不但依賴於脾氣的健旺，運化正常，還有賴於腎火的溫煦傳送。老年人腎陽衰微了，就會溫化無力，導致固攝無權而腹瀉便溏，如果不能補強腎陽，這種情況就會反覆的出現。如果吃些溫腎固攝之劑，腎陽溫固，泄瀉就會停止了。

腎通二便，正如明代醫家趙獻可在《氣虛中滿論》中說：「蓋腎開竅於二陰，腎氣化則二便通。」所以，如果在生活中大小便有了問題，可以抓住腎虧這個關鍵性因素，採用補腎的方法，就可以通調二便，治癒各種相關的疾病。

開竅了，就不會糊塗，一點不假。中國古人說的「聰明」，顧名思義，是耳開為聰，眼見為明，耳竅和眼竅暢通好用就是聰明。而養好腎，上開耳竅，下通二陰，上下都通了，自然也不會糊塗了。

順應天時，冬季更應注重養腎

「千山鳥飛絕，萬徑人蹤滅。孤舟蓑笠翁，獨釣寒江雪。」這是柳宗元描寫的冬天。的確，冬天了，萬物凋零，皚皚的白雪裝飾了整個世界，鳥兒已無處覓食，便飛往南方去了。人們似乎也變懶了，減少了外出的活動。但是有一件事可別懶，那就是養護我們的腎。或許你時時刻刻都在關注著養腎，但是到了冬季，更要比平時更加注重一些。

這是什麼原理呢？其實冬季更加注重養腎乃是順應天時。月有陰晴圓缺，海有潮漲潮落，隨著時間的推移，自然界的萬物也不斷在變化。其實，我們人體也是一樣的，它就像一個小小的世界，隨著日月的盈虧、時節的變化，自身也在微妙地變化著，與自然這個大世界遙相呼應。《靈樞》中寫道：「春生、夏長、秋收、冬藏，是氣之常也，人亦應之。」也就是說，我們養生要順應一年四季的變化。

中醫認為，陽氣是維持生命的根本動力，而陽氣的發源在腎。所以，一個人腎機能的強弱與否，直接決定了這個人是否健康。冬天的時候，氣候寒冷，陰盛陽衰，已經達到了一年四季最冷的時候，我們的身體也需要比平時更多的能量和熱量以禦寒。如果腎功能虛弱，再不注意養護，那麼勢必會導致陽氣不足，出現手足冰涼、畏寒喜暖的現象，嚴重者甚至會出現頭暈、氣短、腰膝酸軟等症狀。這就好比一個保暖性不好的房子，窗戶上到處是縫隙，牆壁也沒有保暖材料，可能夏天溫暖的時候你感覺不到什麼，可是一到了冬天，寒風凜冽，寒氣透骨，颼颼的冷風順著縫隙不斷向你的屋子裡鑽，你若是不對房子加以修繕，不在房子裡弄一些取暖設備，那麼屋子裡的人何以熬過這隆冬時節呢？所以，我們要順應天時，冬季更加注重養腎，要有足夠多的能量和熱量來抵禦寒冷的天氣，這也符合了我們中醫學「天人合一」的養生思想。

近幾年，還比較流行「時間醫學」這個名詞，這是現代醫學與時間生物學相結合的產物，而時間生物學的主要內容就是研究生命現象的時間特點。但早在二千五百年以前的《黃帝內經》和漢代張仲景的《傷寒論》中，就有了對人體生理和病理的晝夜節律、七日節律、四季節律以及年節律的論述。所以，「時間醫學」對於中國人來講雖然是新名詞，卻不是新內容。我們的「天人相應」、「天人合一」等理論其實就是現代時間醫學的理論基礎，而「冬季養腎」就是屬於這個範疇。

此外，中醫認為，人體的五臟是與五行相對應的，也就是說肝、心、脾、肺、腎分別對應著木、火、土、金、水，而與五行又有相對應的五季，即春、夏、長夏、秋、冬。不同的季節所需重點養護的臟器也就是相對應的了，即春養肝，夏養心，長夏養脾，秋養肺，冬養腎。所以，根據中醫的五行學說，也同樣可以得出「冬季要更加注重養腎」的結論。

那麼冬季要如何養腎呢？要注重那些方面呢？

一、平時穿著。冬季天寒地凍，寒邪屬陰邪，最易傷陽，所以冬季養腎首先要保護腎陽。多穿衣服，褲子要暖，很多男性朋友冬天也喜歡穿得薄薄的，簡直是「愛美不怕流鼻水」，其實這對於我們養護腎陽是極其不利的。冬季穿衣要講究「衣服氣候」，指衣服裡層與皮膚間的溫度應始終保持在攝氏三十二至三十三度，這種理想的「衣服氣候」可以緩衝外界寒冷氣候對於人體的侵襲。此外，還要注意雙腳的保暖，腳離心臟是最遠的，血液供應得少且慢，因此腳的皮溫最低，如果足部受寒的話，也會傷腎，可能會導致腹瀉、陽痿、腰腿痛等病症。

二、飲食調養。冬季應該吃一些溫補的東西，以增加人體的熱量，例如羊肉、鴨肉、核桃、板栗、龍眼等。不過在溫補的同時，也別忘記了滋養腎陰。冬季是陰極時期，也是陰陽容易失調的時候，雖然天兒冷，但是也有一些人易生內熱，內熱傷陰，致使陰虧，出現失眠、腰膝酸軟、頭暈耳鳴、手腳心發熱等症狀。這時候就應該吃一些山藥、桑葚子、黑芝麻、黑豆、黑米、墨魚，嚴重的話也可服用六味地黃丸。此外，吃核桃、桑葚、枸杞、黑棗等還有助於腎精充足，腎的功能是封藏，而冬季也是閉藏的時節，如果借助冬天封藏腎精，那麼可以收到事半功倍的效果。

三、起居有度。清代石成金在《養生鏡》中指出：「冬三月乃水藏閉澀之時，最宜固守元陽，以養真氣。」其實，這就是告訴我們冬季是萬物生機潛伏閉藏的季節，這時正是人體養藏的好時機，我們在起居方面，應做到作息有規律，順應自然，注意保護陽氣。也就是《黃帝內經》裡指出的「早臥晚起，必待日光」，要我們早睡以養人陽氣，待日出後再起床，出門活動，以免陽氣外泄。

四、鍛煉強身。有一句俗話叫「冬天動一動，少生一場病；冬天懶一懶，多喝藥一碗」，其實這句話是很有道理的，冬天的時候適度運動，可以使身體受到適當的寒冷刺激，心臟跳動加快，身體產生的熱量增加，抵禦寒冷。很多學校一到冬天的時候，就會要求同學們起來晨跑，夏天的時候卻沒有，就是因為冬天寒冷，需要適當的運動來增加熱量，避免寒邪傷腎。

除了這些，大家還可以經常按摩穴位，例如腎俞穴、湧泉穴等，這樣可以養腎氣，即增強腎的藏精、納氣（與呼吸有關）、主水等功能。

其實在生活中，我們不難發現，即使現在科技很發達，也仍然很少有人能「壽終正寢」，活到科學家所說的一百二十歲，但是許多動物卻可以，就是因為它們比人更加接近自然。所以，如果我們也順從自然的規律去生活，順應天時去養生，那麼追求健康與長壽也可以更進一步了。

病從口入，小心飲食不當傷腎

美國心理學家威廉·詹姆斯曾經說過這樣一句話：「種下一個行動，收穫一種行為；種下一種行為，收穫一種習慣；種下一種習慣，收穫一種性格；種下一種性格，收穫一種命運。」我們也經常聽別人說「習慣決定命運」，其實，習慣豈止會決定我們的命運，它也決定了我們的身體是否健康。很多女孩子應該都有過這種經歷，天寒地凍的時候，出於愛美穿得很少，這時候老人們總會說：「現在不注意，感覺不到什麼，到老了就都找回來了。」也就是說，現在的穿衣習慣會為將來的健康留下隱患，到老了可能就腿疼，甚至不用等到老了，只要天氣一變得陰冷，可能就會有腿疼的感覺。

對於男人來說，似乎無時無刻不在關注著腎臟的健康，因為腎主宰著生殖、生長，也主宰著男人骨骼是否強健、性功能是否正常，同時腎臟病也是一種發病率高、死亡率高的疾病。但是，腎臟病的早期症狀往往很隱蔽，生活中不少人是因為飲食不當，在不知不覺的情況下得了腎臟病。

對於人的身體來說，腎臟就好比是一個「清潔工」，它會把人體不需要的廢物和過量的水分排出體外，如果飲食不當，產生了一些傷害腎的廢物，或者是產生了過多的廢物，這樣就會加重腎臟的負擔。剛才我們說腎臟是一個「清潔工」，不只這樣，它還是一個勤勞的、無奈的清潔工。它不會像人一樣覺得工作多了就去和老闆理論，或者就罷工不幹了，它只會任勞任怨，你給它多少工作，它就會做多少工作，但是大家不要忘記了，它也是有承受能力的。假如說一個搬運工一次只能搬運一百斤的重物，老闆卻非要他搬運二百斤的，雖然也能費勁兒地搬動，但是想想，長期下來他肯定會累倒的，再也不能搬運了。腎臟也是一樣的，久而久之，這些不良的飲食習慣就會成為「蠶食」腎功能的「殺手」。

那麼，生活中有哪些不良的飲食習慣會傷害腎呢？正確的做法又是怎樣的呢？下面就讓我們一起來一個一個檢視它們。

習慣一：吃太多鹽

我們的飲食中有五味，即酸苦甘辛鹹，而鹹味是我們生活中起主導作用的味道。我們自己可以試一試，如果一天都沒有吃到鹹味的東西，那麼肯定感覺渾身不舒服，特別是嘴裡感覺怪怪的。鹹味主要來自於鹽，大家都知道「好吃離不開鹽」，所以往往就會不注意吃得過量了，殊不知，這已走進了傷腎的禁區。

中醫學認為，人體的五臟對五味各有所主，五味對五臟各有所歸，鹹味是入腎的，適量吃鹽可以養腎，但是如果過量就會傷腎。我們飲食中的鹽分，大約有百分之九十五是由腎臟代謝掉的，如果攝入鹽過多，就會迫使腎臟的負擔被迫的加重了。此外，鹽中的鈉還會使人體的水分不易排出，又進一步加重了腎臟的負擔，慢慢的腎功能就會減退。近幾年研究人員發現，我國北方居民患高血壓病的機率要比南方居民高，而這罪魁禍首就是鹽，從南方到北方，人們每日平均食用鹽的量大概在十五至二十五克，正是因為北方人食用的鹽多，損傷了腎臟，從而易引發高血壓病。

所以，我們正確的做法是要控制鹽的攝入量。那麼要食用多少鹽才能做到既養腎又不傷腎呢？世界衛生組織專家指出，我們每天的攝鹽量應該控制在六克以內，而其中三克左右可以直接從日常的食物中獲得，因此，平時食物調味時，保持在三至五克就可以了。在這裡要提醒大家一點，速食麵和鹹菜中鹽分特別多，所以經常吃的人一定要注意控制食用。

習慣二：寒涼飲食

現代的生活節奏越來越快，特別是對於男性來說，似乎少有時間坐下來好好享受一頓美食，大多時候是買了飯，還顧不得吃就又開始忙碌起來，接電話、簽合約、會客戶等等，等回頭再吃的時候飯已經涼了，涼了就涼著吃，也沒那麼多時間再去買。夏天的時候，也會圖一時的痛快，喝冰水、冰飲料、冰啤酒等。其實，總吃寒涼的飲食不僅損傷脾胃，還會傷腎。

中醫認為，「腎畏寒」，「性涼，多食損元陽、損房事」，也就是說寒涼的食物會使人的腎陽不足，腎陽虛衰，而腎是藏精的地方，腎陽虛衰後，就會使男性精少陰冷，性功能衰退。《本草從新》中也記載過，寒涼飲食「損男子陽道」，「陽道」就是指男性的生殖器，亦指精液。需要注意的是，寒涼的食物不僅是指那些吃起來冰涼的，也包括那些性質寒涼的食物，例如，甲魚、兔肉、豬腦、羊腦、西瓜、豆腐、綠豆、苦瓜、黃瓜、冬瓜、絲瓜、芹菜、荸薺等。所以，有性功能障礙的男性應禁食這些寒涼之品，性功能正常的男性也應該少吃。

習慣三：過食溫熱肥膩

前面我們說了，寒涼飲食會傷腎，那麼一些人可能會想，那就多吃一些溫熱肥膩的食物吧，況且還愛吃。其實，過食溫熱肥膩的習慣也會傷腎，影響性功能，雖然不會像寒涼食物那樣直接傷腎，但是會透過傷害脾胃、產生濕熱而間接傷腎。

溫熱肥膩的食物過多會傷害脾胃，脾胃運化失常後，會導致精氣不足，淨虧血少，性欲減退；過食油膩，脾胃運化艱難，導致體內蘊生濕熱，濕熱向下走流注到下焦，擾動精室，可能引起遺精、早洩等，若是流注到宗筋，就會發生陽痿。所以，溫熱、肥甘厚味的食品不可多食，特別是對於已有性功能障礙的男性。

此外，即使不肥膩的瘦肉，吃多了也會使攝入的蛋白質過多而增加腎臟負擔。美國食品協會曾經建議，人類每天每公斤體重的蛋白質攝取量為〇·八克，如果拿一個五十公斤的男人來說，那麼他每天只能攝入四十克的蛋白質，相當於三百克左右的肉，所以，男性朋友可以根據自己的體重，計算一下每天吃多少肉是合適的。

習慣四：不愛喝水

白開水對於男人來說，是平淡無味的東西，幾乎都不愛喝。但是，人如果長時間不喝水或只是喝極少的水，那麼就會使尿量減少，尿液中的廢物和毒素的濃度也會增加，慢慢的可能會產生腎結石、腎積水等病。有人說，那我可以喝飲料，這樣既可以補充水，又很爽快；但是，飲料中含有的咖啡因、添加劑等也會給腎帶來負擔。所以，男性朋友們應該從自己的健康出發，多喝白開水，還要少喝飲料，可以促進體內的廢物和毒素及時排出，以保護腎臟。

此外，對於有慢性腎功能障礙的人來說，蔬菜水果中的鉀含量高，吃多了會破壞腎功能，所以要適當食用。很多時候，我們都是不注意這些飲食習慣，等腎臟出現了問題才後悔。那麼從現在起，我們不要做一個不知不覺，或者是後知後覺的人，而應該是先知先覺，要記住「病從口入」，在飲食上要養成良好的習慣，以有助於我們的身體健康。

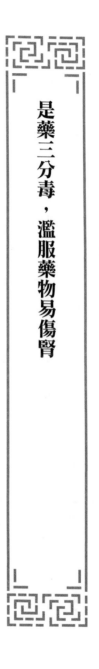

是藥三分毒，濫服藥物易傷腎

戰國時期，楚國的屈原在《楚辭．九章．惜誦》中記載：「九折臂而成醫兮。」東漢著名文學家王逸曾注解說：「方人九折臂，更歷方藥，則成良醫。」意思是說多次折斷手臂，也就懂得了醫治手臂的方法，自己也就成了良醫。而後便有了「久病成醫」這個成語。生活中也的確有很多人，長期生病，看病服藥打針，懂得了一些醫藥方面的知識，對於自己的疾病說起來頭頭是道，像個醫生一樣。於是，身邊的人看和他有相似的症狀便也討個方子來吃吃。但是醫學是一門博大精深的科學，久病的人，只不過是對自己的疾患有膚淺的認識，只是皮毛中的皮毛。須知道相同的疾病，往往有不同的臨床表現，而不同的疾病也會有相似的症狀，即使是疾病和症狀都相同，也會因為個體的差異而用藥不同。是藥三分毒，如果濫服藥物的話，就會產生很多廢物和毒素，從而對腎臟產生很大的危害。

那麼，生活中還有哪些濫服藥物的情況會傷害腎臟呢？我們又應該如何對待呢？下面我就和大家一起列舉一下。

情況一：濫服鎮痛類藥物

天氣冷暖不定，人們往往會罹患感冒，發燒頭疼腦熱在所難免，很多人根據以往經驗，便服用一些鎮痛類的藥物，例如普拿疼、百服寧、阿斯匹靈等。有的覺得服用得少不管用，不如多吃些，好得快。也有些人，經常出現頭痛、牙痛、腿痛等，很多人覺得「看病難、看病貴」，便自己去藥店買一些鎮痛類的藥，都快成「藥罐子」了。雖然可以緩解一時之痛，但是長期或者過量服用這一類消炎和鎮痛類藥物，很容易引起腎損害。受到腎損害的人會表現為乏力、口乾舌燥、食欲不振、尿頻、尿急、尿痛等。有的人還會因此而引發急性腎炎或者腎小球壞死等病症，甚至會導致腎功能衰竭而危及生命。

其實，在沒有併發症的情況下，普通感冒的病程就是一周，為了避免呼吸道感染等併發症只須口服一些抗生素就行，如果發燒，可以少量服用解熱鎮痛藥，多飲水，多臥床休息，這樣就可以戰勝感冒。而經常頭痛、牙痛或者是腿痛的人，不要只是止痛，也要辨證論治，找找具體的病因，達到根治的目的。

情況二：過量服用中草藥

中草藥是中醫預防治病所使用的獨特藥物。相傳，神農嘗百草，首創了醫藥。在當今這個追求時尚的社會，人們開始崇尚自然，回歸自然，傳統的中草藥也備受世人矚目。很多人認為它是天然的，無汙染的，使用起來安全可靠，不像西藥那樣，一般都是化學合成的，就是一堆分子式，有很多的毒副作用。民間和有關的媒體也一直宣傳，如「中藥藥性平和，無毒副作用」，或者「純中藥製劑，無毒副作用」等。而實際上，是藥三分毒，歷代本草、醫書對中草藥的毒副作用均有過明確的論述，現代的研究也更加清晰地認識到中草藥對於腎臟的毒性作用，近年來還有很多關於這方面的報導。

有相關統計指出，在二百一十四例因雷公藤服用不當引起的腎毒性患者中有六十四人死亡；七例因服用木通不當引起嚴重腎毒性患者在服藥後七至十天內死亡。雷公藤和木通可以說是對腎臟的損害最為嚴重的中草藥，除此之外，其他的如牽牛子、蒼耳子、罌粟殼、生草烏、使君子、青木香、廣防己、巴豆、山慈菇、膨大海等，也會對腎臟有不同程度的損害，所以對於天然的中草藥，大家也千萬不可以無所顧忌、過量地服用，而是要遵從醫囑，適量服用。

情況三：濫服補藥

《冷廬醫話》中卷一就是告訴大家要「慎藥」，還引用了《葉天士醫驗錄》中的一個故事，說一名叫黃朗令的青年，六月天還畏寒怕冷，身穿厚棉皮袍，頭戴黑羊皮帽，吃飯則將火爐搬到床前，剛起鍋的滾燙熱飯，別人不能入口，他還嫌涼。葉天士為其把脈，乃是真火絕滅，陽氣衰微之證。可是黃朗令正值少年陽旺之齡，究竟什麼原因使其患如此病證呢？後來仔細詢問，才知是其父誤信別人傳給的偏方，說天、麥（天冬和麥冬）二冬膏在青春期服用最妙，讓兒子日日不斷的服用了三年，卻不知道天冬、麥冬是兩種寒涼性補藥，既寒腎，又寒肺，久而久之就會使寒性漸漸進入臟腑，損傷了真陽。

或許很多人正和黃朗令一樣，覺得補虛藥可以健體強身，但是卻往往忘記了補藥的寒涼溫熱屬性，也沒有根據自己的體質而偏執濫服，或者盲目亂投，損傷了腎臟。

此外還有一種現象，一些腎臟病患者或者家屬認為，腎臟病是腎虛造成的，殊不知很多腎臟疾病如腎炎、腎功能衰竭等是與腎虛無關的，如果濫服補腎藥物，只會使病情加重。所以，如果想服用中藥進補或者治療疾病的話，一定要在中醫師的指導下，不可盲目胡來。

情況四：濫服壯陽藥

易學是中國人文文化的基礎，深深影響著人們的思想。易學中認為，男屬陽、屬乾，女屬陰、屬坤，所以男性出現了腎功能障礙便補腎壯陽，時至今日，還愈來愈烈，市場上為了迎合這種需求，便出現了大量的補腎壯陽藥，網路上對其宣傳更是鋪天蓋地，什麼金槍不倒、天精威力等等，吸引著男人的眼球，很多男人為了改善性功能障礙，便開始隨意服用。可是結果往往是性功能障礙沒有減輕反而加重，越補越差勁，甚至導致精液精子品質下降造成不育等。

也有一些性功能正常的男人，為了追求更加刺激的性生活，享受一時的快感，而濫服用一些壯陽藥，雖然短期內享受到了，可是男子的性生活次數是有一定限制的。早在一千二百多年前，古人就提到了不同年齡的男子性生活的正常次數和計算方式。

如六十歲以前的男人，以歲數的十位元數為單位來計算：二十歲，每二天一次；三十歲，每三天一次；四十歲，每四天一次；五十歲，每五天一次。所以，如果過度的縱欲就會使精室空虛，房勞傷腎，身體虛弱，會使性能力很早就衰退，出現陽痿、早洩等症。所以，性功能正常的男人最好不要濫服壯陽藥，那只不過是在消耗明天的性福；有性功能障礙的人最好找出問題的根本所在，徹底治療。

現在，我們雖然提倡自我養生保健，但是只是讓大家懂得一些醫藥保健方面的基本知識，並不是讓大家自己隨意用藥治療，或者自己隨意進補，醫學的確是博大精深的，還有很多是不為我們所知道的，所以，我們不能管中窺豹，要想將腎補養得更好，要對自己的健康負責，就不要濫服藥物，而是在醫師的指導下採用正確的方法。

下篇

女人養肝

第七章

健康的女人
離不開健康的肝

女人的月經、懷孕、生孩子、哺乳這些事情都嚴重地損耗著身體的血。就如同土地缺水一樣，土地缺水就會貧瘠，甚至開裂，在這樣的土地上長出的樹木和花草也會是枯黃，沒有生氣的。同樣，女性一旦缺血了，整個人就會變得憔悴，健康也會一去不復返。因此，女人更要學會養血，而養血則需先養肝。因為肝作為一個大血庫，具有藏血和負責血液疏泄的作用。肝健康，則整個人的面色自然紅潤有光澤；若肝失疏泄，氣機不調，血行不暢，身體就會出大問題。常見的痛經、閉經、乳房脹痛有腫塊、兩肋脹痛，甚至不孕等，都與傷肝有關。因此，肝可說是女性的「天」，肝好，女人的健康才會好。

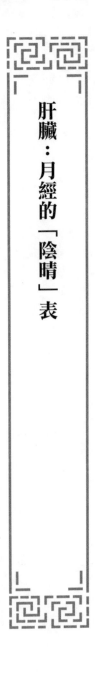

肝臟：月經的「陰晴」表

這世間所有女人都有的共同點，那就是「與血結緣」，而這一點也恰恰是女人為什麼要養肝的重中之重。肝主藏血，血液雖由水穀精微經脾運化而來，但卻藏受於肝；肝又主疏泄，調節全身的氣血運行。

女人從小女孩變成婀娜嫵媚的女人，這是在血液充足時候；再由風情萬種的女人變成珠黃憔悴的老太婆時，卻是體內血液虧虛之時。在這期間，女人所經歷的第一個與男人天壤之別的生理過程便是月經，我們也稱為例假，它是女性健康的晴雨表。

《黃帝內經》中有一段話：「女子七歲腎氣盛，齒更髮長。二七，而天癸至，任脈通，太衝脈盛，月事以時下，故有子。」意思是說女子七歲的時候腎氣開始旺盛，更換乳牙，頭髮抽長。十四歲的時候任脈通暢，太衝脈旺盛，月經按時來潮，女孩兒變成了大姑娘，這是她第一次的青春萌動，這代表著她具備了生育子女的能力。「天癸」就是指月經，正常的月經是有賴於衝脈的充盈及任脈的舒暢的。但是衝脈隸屬於肝臟，因此，肝藏血和主疏泄功能的正常是月經正常的基礎。反之，如果肝藏血和主疏泄功能出現異常，則會導致月經失調，或者出現痛經。

說到這裡，其實有很多人都不知道月經到底是什麼。打個比方，你有一個男孩，在你有閒錢的時候，你打算給他買一個房子，讓他長大後結婚成家用。房子買下來了，可是孩子還小，怎麼辦？房子不收拾就會落下灰塵，所以你要在孩子住進來之前定期打掃。這個房子就是女性體內的子宮，西醫上稱月經是每個月子宮內膜的脫落，意思是一樣的，就是要月月都換新的，隨時準備孩子的到來。

月經是有一定規律的，女性正常的月經週期應該是二十八天，左右不超過一天，也就是二十七天或者二十九天也屬於正常，行經的天數應該是四至五天，每個月經週期的血流量大約在五十至八十毫升。可是生活中，不少女性會出現月經先期或者月經過多的情況，通常二十多天就來一次，一來就是七天。別的女性正常用兩包（每包十片計）衛生棉就夠了，可是月經量多的女性甚至連三包都不夠用，而且每片衛生棉都是濕透的。

這和肝有什麼關係呢？中醫認為，女性肝氣虛弱，收攝無力，就會使血液失道妄行，導致月經過多，甚至是崩漏，西醫上稱功能性子宮出血。打個比方就明白了，就好比水龍頭放水一樣，把旋鈕旋到最大，水流如注，可理解為「崩」；若旋鈕旋的程度小一些，則水稀稀拉拉的流下來，可理解為「漏」。再者，當肝氣疏泄太過，如暴怒傷肝，則肝氣亢逆，也會出現月經過多和月經提前等。

可是，當這種情況出現後，大多數女性是不會理睬的，因為它也不疼也不癢，對於正常的生活沒有任何影響，只是覺得只要月月都來就是正常的。其實大家想想，如果月經提前或者月經量過多，這就意味著流的血要比別人多，勢必會導致貧血，經常會有心悸、全身無力、腰酸腿痛、失眠等症狀的出現。

血液是我們人體增加免疫力的原動力，貧血後人體的免疫力會下降，各個臟器失去了足夠的血液滋養，會變得虛弱。如果這個時候懷孕，生了小孩子，那麼虛弱的臟器也會遺傳給小孩子。因此，很多小孩生下來就先天不足，身體虛弱，容易感冒，個子矮小等。孩子感冒發燒了，家長著急啊，為了追求速度，便會抱著孩子去醫院打點滴。孩子打點滴怎麼打？小孩子胳膊上是找不到血管的，只能在腦袋上打。把頭髮剃光了，在這小腦袋瓜子上找到血管，孩子的腦血管本身就很細，這麼一大瓶的點滴輸進去，當然會撐大變薄。據調查，現在最小的腦溢血年齡只有八個月，可怕不？

或許直到現在你才明白，什麼叫做「牽一髮而動全身」，看似不嚴重的月經不調竟然影響到了我們的下一代。生活中，女性還有一種月經不調與上述的正好相反，那就是月經後期，月經量少。三十多天來一次，每次不到二天就結束，出血量不足二十毫升，有些女性甚至每個月經週期只用一片衛生棉就足夠了。這種情況與肝也不無關係。中醫認為，肝藏血，為血海，具有貯藏血液、防止出血和調節血量的功能，是月經來潮的重要保證。如果肝血不足，衝脈無以充盈，則可導致月經過少，甚至閉經。如果女性月經快來的時候，情緒抑鬱，總有什麼事壓在心裡，不說出來，就會抑鬱傷肝，導致肝氣鬱結，也就是所謂肝的疏泄不及。血隨氣行，氣結則血滯，也會導致月經過少，或者是月經後期。

月經量少了，很多女性認為這是好事啊，既省事又省衛生棉。但是，你們是否知道，月經過少，往後錯，意味著身體血少，這個時候生小孩的話，小孩會出現過動症，上課精神不集中等。此外，肝血不足，胞宮失於濡養，胞宮就是西醫上稱的子宮，「不榮則痛」；肝經疏泄不暢時，也會導致胞宮的氣血運行不暢，「不通則痛」，因此，很多女性肝有問題時，還會出現痛經，那種綿綿之痛的折磨著實令女人痛苦萬分。

可見，無論是月經過多過少，或閉或漏，或先或後，或者是痛經，均與肝有著密切的關係。女人的一輩子是避免不了月經這種「細水長流」的，而要想流得順暢，流得有規律，就必須注重肝的養護。葉天士在《臨證指南醫案》中首先提出，「女子以肝為本」，所以無論是平肝、疏肝，還是養肝，都是盡力使肝達到一個平衡的狀態，只有這樣，女人才會過得更加自在，更加輕鬆。

孕期女性，需要肝血的滋養

女人與血的不解之緣，還表現在與男人不同的第二個生理階段——懷孕。女人擔負著繁衍人類和延續血脈的神聖使命，在經過了青春的熱戀之後，便要開始孕育生子了，成為一個偉大的母親。

女人每個月會由一側的卵巢產生一個卵子，也就是說如此珍貴的卵子一年也就只有十二個，一生大約有四百多個。當卵子成熟後排出卵巢，如果能在排出後二十四小時內，在輸卵管中遇到精子，則卵子會被一群精子包圍，其中只有一個精子能鑽入卵子受精而成為受精卵。從這個微乎其微的受精卵在母體的子宮內「紮根」開始，就不斷的透過胎盤從母血中獲取營養，也就是說需要消耗大量的母血。這一期間，母親的停經就是為了孕育胎兒，中醫將這個時候叫做「聚血而養胎」。

懷孕看似與肝毫不相干，然而大家別忘了，肝有一個非常重要的功能，「肝藏血」。如果肝血不足，孕後聚血養胎，很容易造成肝血越來越虛，缺少陰液的克制，肝陽就會偏亢，上擾清竅，導致眩暈，而胞脈失去了肝血的滋養，也會出現腹痛的症狀。此外，若女人懷孕時肝血不足，胎兒也會缺少應有的營養，這樣一來，胎兒出生後幾乎跑不了體重偏輕、個子矮小等問題。

我們再來說說懷孕這個事，很多女人能夠順利的懷孕，可是另有一些女人，卻怎麼懷也懷不上。父母那一輩兒，別說是一二個，就算是生五六個也是有很多的。可現在的女人，生一個就得耗費很多的精力，不少女人去醫院一查，發現輸卵管堵塞。在中醫看來，輸卵管堵塞屬於瘕的範疇，「瘕」是指婦女肚子裡結塊的病，是由於氣鬱痰瘀阻絡所致。肝主疏泄，具有調節全身氣機運行的功能，肝鬱氣滯便很容易導致這種病的發生，就好像自來水管，沒有水流時會生銹一樣。輸卵管堵塞了，精子進不去，卵子出不來，怎麼辦？大多數醫院都會告訴你通水，通水成功了，輸卵管通了，醫生還會告訴你趕緊懷孕。但是不怕一萬，就怕萬一，如果通水做得不好，那麼很容易子宮外孕。

很多人對子宮外孕又陌生了，子宮就是胚胎本應該生長所在的溫床，而子宮外孕顧名思義，就是在子宮外面發育胚胎。我們試想一下，輸卵管通水後，這時候卵子從卵巢中進入輸卵管，精子從外面進入輸卵管，在裡面發生碰撞受精，但是由於通水做得不好，受精卵在輸卵管內行走不便，在沒有到達宮腔之時就走不動了，便停下來在不該駐留的地方安了家，導致受精卵在輸卵管內長大。這是要命的事，輕者會導致該側的輸卵管完全不通，或者是被切除，重者輸卵管會被逐漸長大的胚胎撐破，造成大出血死亡。

女子懷孕，需要子宮來提供胚胎生長的溫床，然而，子宮也是女子較為脆弱的地方，很多女性在來月經的時候，脾氣會變得非常暴躁，特別愛生氣。如果這個時候別人不理解，跟你吹毛求疵的，那你肯定更加生氣了。這時候，肝氣疏泄不暢，鬱結難解，而子宮內膜正處於脫舊換新之時，結果就會導致子宮肌瘤。此病與輸卵管堵塞是一樣的道理，都是結塊的病。中醫對於子宮肌瘤有這樣的認識：「氣滯，七情內傷，肝失調達，血行不暢滯於胞宮而致，表現為下腹痞塊，按之可移，痛無定處，時聚時散，精神抑鬱，胸脅脹滿。」

罹患子宮肌瘤，如果你已經生育過了，現在醫學都會建議你去割掉子宮，但是這並不是一勞永逸，為什麼這樣說呢？女性的子宮和卵巢是通過輸卵管相連接的，而卵巢又與肝臟相連接，肝臟是人體中最大的解毒器官，我們吃進去的有毒物質，如藥物、防腐劑等，都是靠肝臟來轉化為無毒物質。那麼，當肝臟解完毒後，會把這些髒東西排出去，男性是透過膽囊，女性則透過每個月的月經，等到閉經之後，才透過膽囊，這也是為什麼女性的壽命要比男性長的原因之一。可是問題來了，如果把子宮切除了，就沒有月經了，此時你體內的毒素就會逐漸堆積在卵巢，導致卵巢囊腫，接下來還會再把卵巢給摘了，接二連三的，你會發現你身上的器官已經不剩什麼了。

可見，有時候你只是生一下氣，就導致肝氣疏泄不暢，接下來就會發生一連串你所料想不到的事情。這讓我想起了「蝴蝶效應」，一隻南美洲亞馬遜河流域熱帶雨林中的蝴蝶，偶爾搧動幾下翅膀，就有可能在兩周後，在美國的德克薩斯州引起一場龍捲風。初始條件下，微小的變化便能帶動整個系統長期巨大的連鎖反應。這種連鎖反應，用西方流傳的一首民謠來形容就更加明瞭了：「丟失了一個釘子，壞了一隻蹄鐵；壞了一隻蹄鐵，折了一匹戰馬；折了一匹戰馬，傷了一位騎士；傷了一位騎士，輸了一場戰鬥；輸了一場戰鬥，亡了一個帝國。」

其實，我們的身體也是一個這樣的系統。你的一飲一食，一靜一動，一喜一怒，看似微不足道，卻都深深影響著身體的健康。然而，我們之所以沒有認識到這嚴重性，之所以不能預料的那麼遠，很大一部分緣於我們對醫學知識瞭解得太少，是我們不懂。那麼從現在起，為了自己的健康，有必要多學習日常的保健知識了。

奶水為肝血所化，哺乳也傷肝

中國古代大多數皇帝都是吃乳娘的奶長大的，漢武帝劉徹也是其中一個。在當時，劉徹非常寵愛他的乳娘，當官的也怕她三分。乳娘和她的親朋好友依仗皇帝的勢力在長安城內橫行霸道，肆無忌憚的欺壓百姓，惹得城內怨聲載道。眾大臣忍無可忍終於聯名將乳娘告到了皇帝那裡，希望劉徹將其法辦。乳娘聽到消息十分害怕，趕忙向大臣東方朔求救。東方朔教給她一個方法：如果被定了罪，不要說話，不要吵鬧，走的時候回頭看皇帝三次就行。後來乳娘果然被定罪，她按照東方朔的方法回頭看了皇帝三次。最後一次回頭時，東方朔開口說道：「看什麼看，難道皇上還要喝你的奶嗎？」劉徹立刻想起了乳娘的哺育之恩，心中一軟便赦免了乳娘的罪。重罪居然赦免了，看來這個「奶」的威力不小啊！

古代為什麼會有奶娘這種職業呢？主要是因為很多女性在生下小孩子之後，往往會出現奶水不足或者沒有奶水的現象。其實現代也有很多女性生完孩子後沒有奶可餵，為什麼有這麼多的女性沒有奶水呢？究其原因的話，我們首先要知道「奶」是從哪裡來的。中醫說：月經就是奶水。可能很多人會問：「月經也和奶水有關係？」其實月經不但和奶水有著密切的聯繫，而且是奶水分泌多少，奶水品質好壞的關鍵所在！我們來看看中醫是怎樣為我們解釋的：「血者，在婦人上為乳汁，下為血海（月經）。」意思是，氣血這個東西呀，在女人身上往上走就是奶水，往下走就是月經。所以說月經也就是奶水。很多生過小孩的女性朋友大概都有這樣的經歷：餵小孩奶時月經沒有了（其實仍在排卵，就是說仍有可能懷孕），就是因為女性的氣血化為了奶水。如果這個女性朋友氣血虧虛，那她生化成奶水的能力就相對薄弱，生完孩子之後，就有可能出現奶水不足或沒有奶水的現象。並且除了奶水的量不夠多以外，奶水的質地也比較稀，比較清淡，乳房鬆弛酥軟，不會有奶脹的感覺。由於氣虛，固攝能力弱，清淡的奶水有時會自動流出，浸濕衣衫。

由此可見，產婦月子裡要吃好喝好，一方面是給自己恢復元氣，一方面是要靠這些營養生化乳汁。因此，哺乳相對產婦來說，也是一件耗血耗氣的事。時間過長，必然會傷血，進而也會損耗到肝臟的健康。

另外，當媽媽的女性朋友都知道，當孩子一天天長大，孩子汲取奶汁的時間會逐漸變得越來越長，這時候乳房就會感到有些許酸軟無力，甚至會痛。乳房好像一個氣球，充氣足才會圓鼓，氣不足，就會變成一個沒有盛裝任何東西的布袋。孩子吸走了乳汁，也就使母親的乳房內失去了一部分氣血，久而久之，就會變得鬆軟而沒有彈性，進而下垂。

由此可見，養肝有多麼重要了。

此外，女人在孕育之後，由於生產、哺乳所造成的生理上、情緒上的損傷，脾氣會變得焦躁起來；女人五十歲左右時停經，這時由於內分泌的紊亂，情緒也會發生劇烈的變化，肝經非常容易受到傷害，而肝經的主要路線是起於足次趾內側，沿大腿內側上行，繞陰器入宮中（子宮）再上行入乳房外側，另一分支入乳中。因此，肝經經脈的變化可能導致乳腺增生，卵巢、子宮等方面的疾病，這時肝經的疏理就顯得更加重要了。

現代的女性為了漂亮，很多都去手術整容、美體，從最簡單的割雙眼皮，到隆鼻，削骨等，幾乎沒有地方不可以開刀，真堪稱是「美麗的酷刑」。一般來說，一次全面的整容要先後上手術臺六七次，這一過程又使女人在失血耗血。

曹雪芹曾借賈寶玉之口說：「女人是水做的骨肉。」然而現在想來，此水非彼水，此水正是血液。人們都說，男人流血流汗不流淚，可是女人卻是流汗流淚又流血，這一輩子都與血結下了不解之緣。最後還是那句話，肝主藏血，肝主疏泄，所以，女人要想一生健康、幸福，一定要從養肝做起。

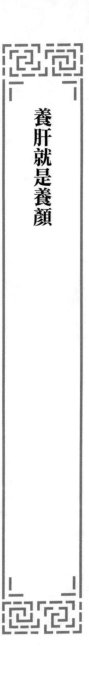

養肝就是養顏

美國有一個有名的女畫家，名叫卡爾，她在光緒二十九年經美國駐華公使康格夫人的引薦，於一九〇四年八月進入清朝宮廷，為慈禧太后畫像，她與慈禧朝夕相處九個月之久，將自己的親見親歷，記錄於《慈禧寫照記》中。在書中她寫道：「我看眼前這位皇太后，乃是一位美麗極和善的婦人，猜度其年齡，至多不過四十歲……身體各部分極為相稱，美麗的面容，與其柔嫩修美的手、苗條的身材和烏黑光亮的頭髮……嫣然一笑，姿態橫生，令人自然欣悅。」卡爾寫這一段話的時候是第一次見到慈禧，但慈禧當時已經近七十歲了。

俗話說：「女為悅己者容」，「愛美是女人的天性」，現代的女人也在想方設法要留住青春，想讓自己三十歲的時候看起來像二十歲，四十歲的時候看起來像三十歲，六十歲的時候也想像慈禧一樣，看起來也就四十歲。於是不惜花大量的錢財在化妝品上、美容院裡，還有很多膽大的女人去動了手術，以此減去歲月的痕跡。女人之所以這樣大動干戈，是因為她們明白，容顏對於一個女人來說有多麼重要。

一個漂亮的容顏可以讓女人脫穎而出，就像是一道美麗的風景，令人賞心悅目。其實，這不僅僅是女人們愛美的天性使然，還有就是男人都喜歡容顏好的女人。或許在男人眼裡，漂亮的女人更加聰明能幹，更加溫柔嫻淑，更加健康活躍，最重要的一點或許是有更好的基因，對於傳宗接代非常有利。所以，很多男人遇見漂亮的女人往往會一見鍾情。

我們就拿最經典的例子來說，唐朝李隆基（唐玄宗）和楊玉環（楊貴妃）。詩人白居易在其長詩《長恨歌》中對唐玄宗與楊貴妃的一見鍾情有這樣的描述：「楊家有女初長成，養在深閨人未識。天生麗質難自棄，一朝選在君王側。回眸一笑百媚生，六宮粉黛無顏色。」可見，楊貴妃的傾國傾城的容貌和氣質，令唐玄宗一見鍾情。我們可以試想一下，如果當時楊玉環皮膚粗糙，臉上深深淺淺的皺紋，大大小小的斑點和痘痘，那麼唐玄宗還會對她一見鍾情嗎？當然不會。所以，為了擁有一個好的容顏，女人花大把的鈔票、大把的時間在自己的「面子」上，而這個「面子」也是女人為什麼養肝的重要原因之一。

中醫學認為，肝主疏泄，司職全身氣機的暢通，調節人體的精、氣、神、血、水的正常運轉。同時，肝藏血解毒，如果肝疏泄失職，人體就會出現氣機不調，血行不暢，進而肝火上亢，肝氣鬱結，使體內的毒素無法分解和排除，導致生斑長痘、皮膚粗糙、臉色灰暗等。相反，如果肝氣疏泄條達，人則氣色紅潤，神清氣爽。

再者，肝臟是身體重要的排毒器官，腸胃道所吸收的有毒物質，都要在肝臟經過解毒程序變為無毒物質，再經過膽汁和尿液排出體外。這就好像一個淨水器在過濾水一樣，把有毒有害的物質都過濾掉，讓人體享受健康的純淨水。但是，如果肝臟長期超負荷工作，就會導致肝血未被淨化或者淨化功能下降，反映到臉上也就會出現臉色暗啞，色素沉著，如黃褐斑、妊娠斑、曬斑、老年斑等等，這些斑我們也都稱之為「肝斑」。

生活中，我們常常看見一些老人手上、臉上長有老年斑，你可以再仔細的觀察一下她的脾氣，可以說基本上都是脾氣大的人，她們肝的功能弱，解毒能力低落，就最容易在皮膚薄、並且血液運行豐富的地方生出斑來。所以說，肝主面，女人要想有個好「面子」，就要先養好肝。

遺憾的是，很多女人一心寄望在名牌化妝品上，這些化妝品或抹或敷，像寵物一樣被女人們看待，女人們一天一天虔誠地等待著它們的效果，可往往卻不盡如人意。有些女人懷疑這個產品不行，就再去換一種，可臉上的「斑」依舊巋然不動，反而使皮膚脫皮、瘙癢、紅腫。也有一些女人用了化妝品後，「斑」的確是去掉了，可是又在別的地方長出來。這些情況使女人們痛苦萬分。

其實她們忘了，很多時候一個人皮膚的情況，是肝是否健康、強壯的外在表現。肝臟是美麗的引擎，肝好的女人，皮膚就好，光澤無暗沉，女人要想容顏不老，一定要把養肝放在首位。中醫基於肝的功能，經常強調人要經常疏肝氣、清肝毒、降肝火、養肝血。疏肝氣可使全身氣機疏泄通暢，體內不堵則面上無痘；清肝毒可化解消除體內的污染，體內無毒則臉無暗色；降肝火可使體內陰陽平衡，體內不焦則皮膚滋潤不燥；養肝血可以滋養全身臟器，肝血充盈則體表光澤有彈性。

在這一點上，女人們真應該學一學楊貴妃。楊貴妃本是易生斑的人，因為她所居住的皇宮環境，會更容易寂寞，心情抑鬱，鬱悶傷肝，肝不好臉色易萎黃長斑，但是，楊貴妃特別注重保養，讓自己的皮膚很好。白居易曾寫詩句「春寒賜浴華清池，溫泉水滑洗凝脂」，「凝脂」就是形容楊貴妃的皮膚非常細膩光滑，據說，楊貴妃每次在華清池沐浴時，喜歡用玫瑰花鋪池，久而久之洗出了凝脂般的肌膚，雖「後宮佳麗三千人」，卻「三千寵愛在一身」。其實，貴妃所用的玫瑰花正有疏肝解鬱、柔肝醒脾的作用。很多研究已經證實，玫瑰花對治療面部的黃褐斑有一定作用，很適合中青年女性飲用。

很多女人四十多歲時，看上去仍然風情萬種，就像一枝開得正豔的花朵，可是有一些女人已容顏憔悴，年老色衰。要知道，女人絕經期的前十年，也就是四十歲到四十九歲之間，肝會比較虛，所以這個期間非常容易起色斑，這時候要更加注重疏肝理氣，疏肝養顏，否則衰老的速度就會加快。相信每一個女人都想要擁有持久的魅力，像一枝永不謝的花朵，但是要想擁有美麗的容顏，健康的肝才是美麗的基礎。所以，聰明的女人從現在起就開始養肝護肝吧！

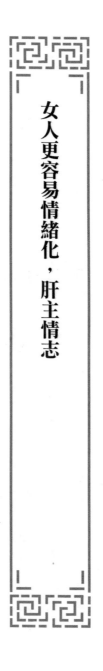

女人更容易情緒化，肝主情志

「雨橫風狂三月暮，門掩黃昏，無計留春住。淚眼問花花不語，亂紅飛過秋千去。」三月春暮，雨橫風狂，此情此景或許只有掩起門戶獨守空房，發出一句「無計留春住」的悲歎。傷春，自古就是深閨佳人「才下眉頭，卻上心頭」的難解情結。所謂「佳人傷春，才子悲秋」，正是這樣。

我國中醫養生也有「女子傷春，男子悲秋」一說。此處「春秋」一詞有兩種含義，一種是指光陰、歲月，常聽見有人說「虛度春秋」，當女子看到春天的到來，便會感歎韶華易逝，青春難留；另一種則代表著情感，含淚問花，花亂落而不語，傷花乃是自傷，感情與這春之景色相交融。女性常常會因為情感而更覺景物的悲戚。

現實生活中，我們都說女人是感性動物，男人是理性動物，這或許是造物主的平衡。我們也的確會發現，女人總是感情用事，她們的一生幾乎都是被情感所支配著，總是被情所困，她們更在乎直覺、感覺而缺少邏輯，容易情緒化，有時候開心晴朗，有時候又黯然悲傷，甚至暴跳如雷，最容易被情緒所傷。而這一點，恰恰是女性要更加注重養肝，以肝為本的依據之一。

為什麼這麼說呢？在中醫學中，肝主疏泄，肝氣具有疏通、暢達全身氣機作用，可以調節人的精神情志活動。情志活動，即指人的情感、情緒的變化，是精神活動的一部分。那麼人有哪些情志活動呢？即喜、怒、憂、思、悲、恐、驚，稱為「七情」。同時，中醫把這七種情志活動又分屬於五臟，基本的規律是：怒為肝之志，喜為心之志，悲（憂）為肺之志，思為脾之志，恐（驚）為腎之志。「志」是指精神意識活動，也就是說這七情是我們五臟的精神意識活動表現，是對客觀事物的不同反映。

當我們看見了美麗的景色，或聽見了一曲美妙的音樂，就會感覺高興；如果小貓打碎了心愛的花瓶，就會憤怒又悲傷；當男朋友從異地寄來了一個精美的禮物，就會感覺又驚又喜；遇見這些開心或不開心的事情，往往也會思考一下人生。這些都是正常的情志表現，不會傷害我們的身體，可是如果突然、強烈或者長期持久的情緒刺激，超過了人體的正常生理活動範圍，就會使人體氣機紊亂，臟腑陰陽氣血失調，導致疾病的發生，即「七情致病」。七情會反傷本臟，「怒傷肝」、「喜傷心」、「思傷脾」、「悲（憂）傷肺」、「恐（驚）傷腎」，雖然有這樣的規律，但是除了「怒」之外，其他的情志活動也會間接地傷肝。

女人容易生氣，我們先來看看「怒傷肝」。很多女人管教孩子常常會感到束手無策，無論是喋喋不休地勸說，還是大喊大叫地命令，孩子似乎都全然不理，仍在那「我行我素」，說了很多遍的錯誤仍然一犯再犯，這樣經常會使女人火冒三丈，喪失理智地對著孩子大吼。這種怒氣勃發、大怒不止的現象往往會使女人們面紅耳赤，感覺到肋痛或者兩肋下發悶不舒服，不想吃飯。中醫講，肝氣喜條達，舒暢，肝鬱則氣逆。當人犯怒時，破壞了本來舒暢的心情，肝失條達，肝氣上逆，血隨氣行，所以會出現面紅耳赤等症狀，甚至出現吐血、昏厥。

日常生活中，這樣的事情也會偶然發生。例如父親怒斥不孝的兒子，罵著罵著感覺上不來氣，突然手捂著胸口倒下了。其實這就是因為大怒引動肝火，導致血壓上升，心跳加快，耗氧量也會增加，誘發了心絞痛或心肌梗塞。

怒氣發出來傷肝，不發出來生悶氣也傷肝。我有一個女性朋友，一遇到不開心的事不發洩出來，總是就自己在那生悶氣，最近因為一些事情氣得很厲害，結果總是脹氣，胃疼，人都瘦了，吃得少，可是肚子脹得很大，還總會打嗝，感覺打嗝後會舒服一些，其實這也是因為生氣使肝的疏泄功能失常，肝氣鬱滯，橫逆犯胃，出現打嗝、脹氣、胃脘痛等。

現代醫學研究指出，人在生氣時體內會分泌毒素，肝臟是代謝解毒的器官，如果總生氣鬱悶就會給肝臟帶來額外的負擔，影響肝的功能，時常發怒對慢性膽囊炎、急慢性肝炎、肝硬化和肝癌的發生、發展影響很大。此外，女人在哺乳期間，若與丈夫爭吵、鬧離婚、天天生氣發怒，情緒不佳，還會使奶中含有毒素，這時給孩子餵奶，就會使孩子中毒，並導致孩子抵抗力下降，易生病。這很容易理解，生氣後造成血液中產生毒素，而母乳是血液轉化成的。可見，哺乳期的女人生氣不僅傷害自己的肝，也傷害寶寶的健康。

現在我們再來看看其他情志傷肝的情況。上面我們說，情志活動如果超過了人的正常生理活動範圍，就會使臟腑氣機失調，而肝主疏泄，具有疏通、暢達全身氣機作用，所以，不管哪種情志一旦影響了氣機的運行，就勢必會影響肝的功能。而女人不僅因為小事容易生氣，也容易高興、欣喜，還喜歡多愁善感，對於一些事糾結不放，患得患失，瞻前顧後，日思夜想，以至於吃不下飯，沒有精神，其實這皆是因為影響了肝氣，肝氣犯胃以至於吃不下飯。

女人的情緒化傷肝，但是反過來，肝的健康也會影響著女人的情緒。一個人肝的疏泄功能正常，全身的氣機條暢，氣血調和，心情也會舒暢，情志活動正常，既不會亢奮、欣喜若狂，也不會抑鬱、悶悶不樂。相反，若肝疏泄功能不及，則肝氣鬱結，全身的氣機紊亂，心情就會鬱悶不樂，遇到一點刺激就會抑鬱難解，憂愁不散，思慮過多。如果肝的疏泄功能太過，就會出現煩躁易怒，亢奮激動的表現。所以，女人往往會陷入「情緒傷肝——肝影響情緒——情緒又傷肝」的惡性循環中。

女人的一生都和情緒有關，最容易傷到肝經，所以，女人要一輩子呵護自己的肝，肝好了，也會給女人的情緒帶來良好的影響，使女人進入「護肝——好肝帶來好情緒——利肝」的良性循環中。

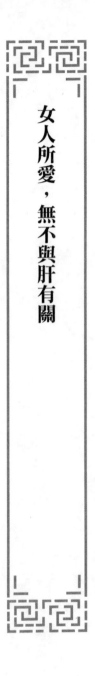

女人所愛，無不與肝有關

愛美是所有女人的共性，無論年紀、種族，自古就有「女為悅己者容」之說。一個漂亮的女人，就好像一道亮麗的風景，令人賞心悅目。可以說，沒有一個女人不希望自己擁有細膩、光滑、凝脂般的肌膚，也沒有一個女人不希望自己擁有一頭烏黑亮麗的秀髮，更沒有一個女人不希望自己有著含情脈脈、清澈水靈的眼睛。

女人不僅愛美，也愛吃，她們的味蕾總是抵擋不住食品的誘惑，酸甜苦辣鹹的滋味，在女人的舌尖上跳躍得更加歡快，也演繹得更加淋漓盡致。然而，女人的種種所愛，甚至是她們的神經質的情緒，無不與肝有關。

女人所愛之一：美容養顏。作為女人，無論是天生麗質，還是相貌平平，都不願看見自己的皮膚粗糙、暗沉；更不容許臉蛋兒成為了斑點和痘痘的領地。

女人所愛之二：烏髮如雲。不管是在古代還是在現代，人們評價一個女人美不美，頭髮都是重要的標準之一。南朝陳後主妃張麗華，就是以一頭秀髮奪得了君王心。據《陳書．張貴妃傳》記載：「張貴妃髮長七尺，鬢髮如漆，其光可鑒。」

然而，「髮為血之餘，血為髮之本」，頭髮的營養來源於血液，血液藏受於肝，也就是說頭髮與肝血之間有密切的關係。中醫認為，頭髮的生長與脫落、潤澤與枯槁，不能缺少肝臟血液的濡養。所以，當人們年少血氣充盛，肝臟強壯之時，頭髮茂密色黑，光澤亮麗；但是當人們年老時，肝血不足，頭髮變為蒼白、枯燥，易於脫落。

女人所愛之三：明眸閃亮。眼睛是心靈的視窗，它可以表達思想感情，甚至用言語難以表達的微妙的感情，都能用眼睛表達出來，所以才有了「暗送秋波」，「眉目傳情」。貂蟬對呂布「秋波送情」，弄得呂布魂不守舍，最後竟使呂布和董卓反目成仇並殺了董卓。

相信每個女人都想擁有一雙如秋天的水波一樣清澈明亮的眼睛。但是，眼睛之所以炯炯有神，具有視覺功能，是有賴於肝氣之疏泄和肝血之營養，所謂「肝開竅於目」，肝的經脈是與目系相連的。因此，肝血充足，肝氣疏泄正常的人，眼睛才會視物清楚、顧盼生輝。如果肝血不足或者肝功能不好的話，雙目就會失去滋養，自然就會出現視物不清、眼睛乾澀、沒有光澤，呆滯無神了。打個比方說，一棵小樹需要足夠的水澆灌，才能生機勃勃，若是水分不足，就會慢慢枯萎了。

女人所愛之四：各路美食。女人似乎天生就有兩大愛好，一個是愛逛街購物，另一個就是喜歡品嚐美食。如酥脆的薯片、飽滿的花生、香香的葵花籽、入口即化的巧克力、可口香甜的蛋糕，或者是香酥不膩的烤鴨等。在美食面前，女人們總是敗下陣來。但是，要想吃得多、吃得好，就要擁有一個健康、強壯的肝臟。

人體的五臟六腑，各有分工。肝主疏泄，可以促進消化，它就好比一個「化工廠」，是負責將一些有毒物質轉化，再排泄到體外，從而達到解毒的作用。很多食品裡面含有大量的防腐劑、添加劑等，這些對於人體而言，都是有毒有害的物質，需要肝臟來轉化掉。而那些高脂肪、高糖的食物，則會使肝細胞中堆積脂肪，慢慢演變成脂肪肝，降低肝臟的功能。

女人所愛之五：情緒化。女人愛情緒化，但並非她們真愛，而是容易被外界的事物等挑動敏感的神經。女人的感性，決定了她們較在乎直覺，而缺少邏輯，忽而開心晴朗，忽而又黯然悲傷，甚至暴跳如雷。凡事有因必有果，雷陣雨般的情緒最容易傷肝。

女人一生，離不開美容養顏、美食、情緒這些字眼，它們緊緊圍繞著女人，就像藤蔓，順著歲月的痕跡向上爬，越向上就顯得尤為重要。但若想做好這幾件事，女人就必須重視養肝，肝為女人之本，不忘本才能活得健康，站得安穩。

第八章

肝有問題病災多，女性肝疾的調理與保健

人幹的活多了，就會被累倒，肝也是一樣，累了也會出問題。所以養肝非常重要，尤其是因為月經容易失血的女人，養肝更為重要。如果肝功能受損的話，必然會出現血液方面的疾病。怎麼調理呢？不同的醫生會給你推薦不同的調養辦法，我給大家推薦的方法，最大的特點就是方法簡單，操作簡易，是居家必備的養肝良方。

動物肝臟補肝血，頭暈眼花不用愁

「女子以血為本，以肝為先天」，女人的一生會經歷多次失血，月經、懷孕、生產、哺乳，都要消耗氣血。如果平時不善養血，就可能引起貧血，出現心慌、頭暈、面色蒼白、失眠，所以血虛的女性朋友平時就要多注意補血了。肝藏血，只有養好肝，才能補足血。

《黃帝內經》說：「肝受血而能視，足受血而能步，掌受血而能握，指受血而能攝。」肝血充足人才有良好的視力，腳有了血液滋養才能走路，手有了血液滋養才有握力，手指有了血液滋養才能抓住東西，人體的活動無一不和氣血緊密相關。有些女性朋友眼睛不好，問題往往出在肝上，因為「肝氣通於目，肝和則目能辨五色」，平時容易頭暈眼花、眼睛乾澀、視物模糊，眼藥水是治不了根的，把肝養好了，眼睛的問題就能迎刃而解。提到補肝血，有一個最直接也最有效的辦法——以肝補肝，就是老百姓經常說的「吃哪兒補哪兒」，俗話是這樣說的，雖然不嚴謹，但很有道理。我們平常老說，胃痛要吃蒸豬肚子，心臟病要吃豬心，貧血要多吃豬肝，陽痿要吃鹿鞭等等，就是中醫上的「以臟補臟」。這個原理在兩千年前的《內經》中就提到過，「五畜為益」、「氣味合而服之，以補精益氣」，說明畜類食品對人體有很大的補益作用。

調養肝臟有養肝和清肝之分。它們有什麼分別呢？前者是血不足了，肝陰血虛了，表現出來就是心慌頭暈一類的血虛證，所以要調肝養血，肝血充足了，女性就面容紅潤，身體活動都特別靈活。後者是氣太多了，比如愛生氣，肝氣太盛，都鬱結了，就會覺得胸口悶、乳房脹痛，這時候就得疏泄肝氣，把這個結打開。簡而言之，一個是針對補血，一個是針對理氣。所以養肝不能亂補一氣，氣血不足了才能補。那麼為什麼有「以臟補臟」之說呢？中醫認為，動物臟器為「血肉有情之品」，就是相對於草藥來說，動物血肉和人屬同類，更有親和力，而且人和動物之間，從皮膚、肌肉、骨骼到內臟，結構和功能都十分相似，根據「同氣相求」的原理，對人的補益作用也不是一般草藥所能比的。「非氣濃之品，不足以復其形；非味厚之物，不足以填其精」，動物臟器氣味醇厚，和人體能互補。東漢名醫張仲景就用「豬膽汁方」和「豬膚湯」給人治病。

動物肝臟補肝養血，能治療肝陰血虛所致的眼花、夜盲，以及氣血不足所致的面色萎黃、浮腫。古人治眼疾，就常用動物肝臟，《聖惠方》說眼睛是「肝之官」，「肝藏於血，榮養於目，腑臟勞傷，血氣俱虛，不能榮養於目，故目暗也」，說眼疾是因為肝血不足，不能給眼睛充足的營養造成的，「豬肝羹」一方可補肝，配雞蛋和蔥白煮羹，能治療「肝臟虛弱，遠視無力」，另外還有「烏雞肝粥」治「肝臟風虛眼暗」，「明目兔肝粥」治「目暗青盲」，都是以肝補肝。從前北京羊肉鋪有賣「羊肝丸」的，可以治夜盲症，夜盲症就是一種在黃昏或天暗下來時就視物不清的眼病。不僅中國，外國也有「以臟補臟」的習慣，比如古羅馬人用羊肝給人治肝病。那麼哪幾種動物肝臟的補血功力比較強呢？首先是鴨肝、其次為豬肝、雞肝、鵝肝、羊肝。

下面就向大家介紹一道簡單的青菜鴨肝，要用鴨肝一百五十克，油菜二百克，料酒、精鹽、胡椒粉、蔥段、薑片、植物油各適量。先將鴨肝去雜、洗淨，切成薄片，放入碗內，再加入蔥、薑、料酒、精鹽醃漬十五分鐘。把油菜去雜，洗淨，切段。放油入鍋燒熱，倒入鴨肝煸炒，等鴨肝變色加入少量清水，炒熟之後加入油菜燒至入味，最後加入精鹽和胡椒粉調味即成。鴨肝補肝血，油菜「青色入肝」，可清肝火，相佐而成，能起到養肝的效果。《聖惠方》中的豬肝羹我們可以把它做得有滋味一點，用豬肝一百克，雞蛋兩到三個，豆豉、蔥白、食鹽各適量。先把豬肝洗淨，切片，置鍋中，加清水適量，小火煮至肝熟，再打入雞蛋，加入豆豉、蔥白和食鹽調味即可。

動物肝臟有那麼多好處，也得說說害處了。動物肝臟和我們人的肝臟一樣，都是排毒的場所，肝臟上會積累一些毒素，所以烹調之前最好先放在自來水龍頭下沖洗十分鐘，再在水裡浸泡半小時。炒的時候也得炒熟，以肝完全變成灰褐色、看不見血絲為宜。還要注意攝入量，別吃太多，動物肝臟補血力強，如果有脂肪肝就別吃了，孕婦也最好不要吃。另外，豬肝有種特殊的異味，放在牛奶裡浸泡幾分鐘，可以清除異味。

月經常駐不走，紅米生地粥止崩漏

相信很多女性朋友都有月經不調的困擾，這位每月定期來看我們的「老朋友」總讓人心煩意亂，但還好，它過不了幾天就離開了。但要是發生了崩漏，這位「朋友」可就沒那麼容易走了，有時你以為它走了，可又時不時露上一面，攪得你又慌又煩。崩漏就是月經出血量多、淋漓不淨，《醫學入門》是這樣說的：「凡非時血行，淋漓不已，謂之漏下，忽然暴下，如山崩然，謂之崩中。」

其實「老朋友」常駐不走和肝大有關係，肝臟一統血脈，肝臟功能失常往往是許多出血症的元兇。我們知道肝藏血，其實這個「藏」字裡有講究，不單單指血液儲存在肝臟裡。肝就像一間倉庫，血液就是裡面的貨物，倉庫除了儲藏貨物，還得在必要的時候把貨物運出去，如果貨物不能及時運出，我們各種生理活動所需的氣血就會不足。除此之外，這間倉庫還得找個管理員來看守，不能讓東西丟了。崩漏其實就是肝臟沒有守好血液，血液外溢了。這是怎麼造成的呢？主要是情緒問題。有些女性脾氣急躁，愛生氣，時間長了就會傷到肝。還有些女性心思比較重，常常胡思亂想，有氣不發出來悶在心裡，也會傷肝。肝氣本來是主升的，應該往上走，這下子它往下走了，血液也隨著氣下行，衝任失守，就造成崩漏。所以說女人想管理好自己的血，不得月經病，得先學會做淑女才行。

在這裡教大家一個簡單的食療方治崩漏，就是《食醫心鑑》中的紅米生地粥。用生地黃五十克，紅糯米一百克，冰糖適量。先把生地黃洗淨，煎取藥汁，然後加清水與紅糯米共煮，煮沸後加入冰糖，熬成稀粥。建議每日早晚空腹溫食。服用期間忌食蔥白、韭白、薤白及蘿蔔。

生地黃現在一般都簡稱生地，如果是用鮮品，還要在前面加個「鮮」字，鮮地黃。生地黃是植物地黃的根，採集時要像挖番薯那樣從地下挖起來。如果趁新鮮的時候切開，能看到裡面帶一點黃色，曬乾了之後黃色就不那麼明顯了。它的命名很有意思，不是像我們想的那樣，長在地裡所以叫地黃，其實地黃是根據天、地、人來分的。「地」是最好的。古人把鮮地黃挖出來放在清水裡洗，如果地黃很沉，沉到最下面了，就相當於「地」，就是好地黃。有的浮在水上，就是「天」，就不是很好，可能就不能用它入藥了。所以現在我們叫它「地黃」而不是「天黃」也不是「人黃」。

生地黃治療崩漏，主要有兩大功效，一為涼血。我們都知道液體加溫之後，流動速度會變快，相反，給它降溫，流速就減緩，遇冷則凝。這裡用生地涼血也是這個道理，《本草綱目》裡說「生地黃大寒」，寒性的生地正好能夠克制肝氣下降所致的熱血妄行。同時因為生地黃大寒，所以不宜長期食用。二為止血。宋代《信效方》裡有一則生地黃止血的故事。該書作者在汝州時，有一次外出驗屍，當地保正趙溫卻沒有到驗屍現場，於是他就詢問當地人，有人告訴他：「趙保正和人打架衄血，昏昏沉沉的，就快有生命危險了。」於是他前去探望，見趙保正的鼻血就像屋簷滴水似的不斷往下滴，便立即開了幾個止衄血的方子給他治療。但是血勢太猛，吹入鼻中的藥末都被血沖出來了。他突然想到，治出血症沒有能超過生地黃的了，於是即刻派人四處尋找，得到十餘斤，來不及取汁，就讓趙保正生吃。趙保正吃了三四斤，又用生地黃渣塞鼻，血很快就止住了。

再來說說紅糯米。紅糯米又叫血糯米，補血之力很強，常用於女性月經過多。《紅樓夢》第七十五回，賈母把自己吃剩下的半碗紅稻米粥給了王熙鳳，這紅稻米其實就是紅糯米。王熙鳳之前因為抄檢大觀園，煩心事多，結果傷了肝氣引起崩漏，這碗紅糯米粥正是對症下藥。紅糯米能起滋補氣血，所以對肝也很好，能養肝養顏，愛美的女性不妨多食用，對皮膚有很好的潤澤效果。另外，還有一種外形和紅糯米特別相近的紅麴米，也常常以紅米相稱，我們在使用的時候可不要弄錯了。紅麴米的功效是活血化瘀，和紅糯米恰恰相反，如果患崩漏的人吃了紅麴米，更要「大出血」了。

除了食療，我們還可透過按摩太衝穴和血海穴來輔助治療崩漏。取太衝穴時，可採用正坐或仰臥的姿勢，太衝穴位於足背側，第一、二趾蹠骨連接部位中間。手指沿拇趾、次趾夾縫向上移壓，壓至能感覺到動脈，就是太衝穴。取血海穴時可坐在椅子上，將腿繃直，膝蓋內側會出現一個凹陷的地方，凹陷的上方有一塊隆起的肌肉，肌肉的頂端就是血海穴。按壓時用力可稍大，時間短一些，每穴按壓時間持續五至三十秒。淺表處穴位可採用間歇按壓法，也就是一壓一放，壓放各二至三秒，穴下要有較明顯的酸痛感，可順時針點壓揉動。

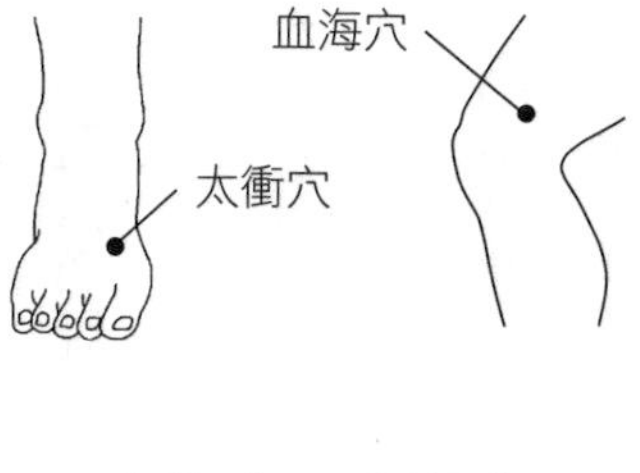

太衝穴、血海穴

太衝穴是肝經上的原穴，「原」就是發原、原動力的意思，這個穴位統攝著肝經的總體氣血，很多肝臟方面的病症都可以取太衝穴進行按摩。人生氣時，肝經上的氣血不通，太衝穴就會有壓痛感。至於血海穴，《金針梅花詩鈔》血海條說：「緣何血海動波瀾，統血無權血妄行。」所以它和血液妄行有關。崩漏正是由於肝氣失調、血液妄行造成的，所以按摩此穴便能使血液「波瀾不驚」，有效緩解崩漏。在按摩太衝、血海穴的同時還可配關元、然谷、水泉等穴。

最後，要提醒有崩漏的女性朋友，在治療的同時也要注意日常飲食，不要喝烈酒和濃茶，不要吃辛辣刺激性食物和油炸食物。同時注意經期的保暖，不要貪涼。

鼻衄血如泉，請食藕節西瓜粥

鼻子是用來呼吸和聞嗅的，有一天你發現它不那麼靈了，流鼻血了。這幾乎是我們每個人都遇到過的。鼻出血在中醫上叫鼻衄，「衄」這個字念「女」的音，去聲，《說文》解釋說：「衄，鼻出血也。」這個字真是形象，不管你的鼻子多麼筆挺好看，一旦血流如注，美女也變成醜女了。

我們一般都覺得流鼻血肯定是上火，雖然不全對，但是把病因落在了「火」上，其實鼻衄和肝火有關，《素問．至真要大論》裡就說：「諸逆衝上，皆屬於火。」鼻衄很大一部分是由肝火上逆引起的。明末清初的著名醫學家傅青主說過：「夫肝之性最急，宜順不宜逆，順則氣安，逆則氣動，血隨氣為行止，氣安則血安，氣動則血動。」意思就是說，肝氣以順暢為宜，如果你讓肝氣逆著了，血要隨著肝動，那肝藏血的功能就會失常。我們在電視劇都看到過挾持人質的情節，犯人提什麼條件，你得先順著他、安撫他，如果非要去頂撞，那犯人可能就會傷害人質了。肝也是一樣，你要讓它的氣順暢，怎麼讓它的氣順暢呢？就是內心要保持平和，情緒要保持樂觀，不能動不動就生氣，動不動就犯愁。尤其是女性朋友，大咧咧的傻女人總比斤斤計較的聰明女人健康。

中醫認為肝為血之藏，五臟的出血是肝防止出血的功能失常了，肝不藏血，於是血液內溢。肝火影響到哪條經絡，與這條經絡相關的部位就會出血。就如同一條河流的主河道和它的支流，如果主河道受到污染，也會影響到支流。「肺開竅於鼻」，鼻子是呼吸的要道，是肺內氣體與外界交換的場所，肝火波及到肺，引起鼻衄，所以鼻衄還與肺氣燥熱脫不了關係。正如《諸病源候論．鼻病諸候》所說：「肝藏血。肺主氣，開竅於鼻。血之於氣，相隨而行，內榮臟腑，外循經絡。腑臟有熱，熱乘血氣，血性得熱即流妄行，發於鼻者，為鼻衄。」所以治療鼻衄，清肝火的同時還得潤肺。

在食療上，給大家推薦一道藕節西瓜粥。用鮮藕和西瓜分別榨汁，各取二百五十毫升，再取粳米一百克，加入榨好的汁中煮粥，熟時加入適量白糖即可，每日服用一至二次。

藕來自「出淤泥而不染」的蓮，宋代周敦頤的《愛蓮說》我們都曾讀過，藕就是它的根部。藕可以做成很多美味的菜餚，比如糖粥藕、桂花糯米藕、炒藕丸、炒藕片。中醫裡所用的藕是藕節，也就是兩藕之間交接的那一塊。藕節最大的用處是止血，可以用於各種出血症，當然鼻衄也在它的治療範圍。《本草綱目》云：「治鼻衄不止，藕節搗汁飲，並滴鼻中」；《本草易讀》說藕節「止諸般血逆，吐血衄血咳血」；《急救良方》則說「治吐血並鼻中出血，用藕節搗汁飲之」，都提到藕節對鼻衄的治療效果。現代醫學研究則證明，藕節含鞣質，這種物質有收斂作用，能使傷口表面的微血管收縮，治療局部出血，縮短出血時間。

中國有句諺語叫「男不離韭，女不離藕」，韭菜又叫「起陽草」、「壯陽草」，堪稱蔬菜中的天然「威而剛」，對男性來講能補腎益陽。同樣，藕對女性來講也很重要。《本草綱目》就說了：「一切血證宜食之。」女性易患「血證」，藕能涼血，入肝經，還能養肝，所以女性更宜適當多吃。

至於西瓜，《本草綱目》說「西瓜性寒解熱」，「其性冷降火故也」，西瓜不僅性寒能降火解熱，汁液還特別豐富，可以潤肺止渴，所以對鼻衄特別有好處。中醫把西瓜稱作「天生白虎湯」，白虎湯是什麼呢？是一個清熱、生津、潤燥的方子，專門治療「大熱、大渴、大汗、脈洪大」四大症狀，可見西瓜清熱降火的功力有多大了。還有醫家作詩讚美西瓜：「青青西瓜有奇功，溽暑解渴勝如冰，甜汁入口清肺腑，玉液瓊漿遜此公。」

鼻出血的時候，往往來勢迅猛，我們常被弄得措手不及。對於這類急症，中醫講究「急則治其標，緩則治其本」，先快速止血，之後再配合食療進行調理。在這裡就教大家幾個快速止血的方法。

1. **冷敷法**：鼻衄的患者保持坐姿或半臥的姿勢，不要平躺，平躺會加重出血。流到咽部的血儘量不要咽下，以免刺激胃部引起嘔吐。然後用食指和拇指緊壓鼻翼兩側十至十五分鐘，同時拿濕涼毛巾或冰袋敷前額和後頸。血遇寒則凝，流動減緩，可達到止血目的。

2. **指壓法**：單側鼻孔出血時用對側食指，雙側鼻孔出血時用雙側食指，將食指掌指關節向掌心屈曲，用力按壓，以出現局部脹痛為宜。一般按壓十至十五分鐘可達到止血效果。

3. **導引法**：臉盆中倒入溫水，雙足浸沒在水中。或者把大蒜搗爛，敷於足底的湧泉穴上，湧泉穴的具體位置在足前部凹陷處第二、三趾趾縫紋頭端與足跟連線的前三分之一處。這兩種方法都能引熱下行，減少身體上部的火熱，緩解鼻出血。

鼻衄的病因在肝火，所以我們日常生活中預防鼻衄，就不要給肝「煽風點火」，要學會控制自己的情緒，少食辛辣刺激性食物。要是突然流鼻血了，也不要驚慌，採取正確的方法就能止住血。但如果出血量過大、難以止血，或者出血頻繁，就應到醫院診斷一下，某些疾病也會有鼻衄之類的症狀，不要耽誤治療。

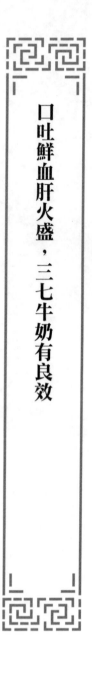

口吐鮮血肝火盛，三七牛奶有良效

人大怒的時候血氣上湧，中醫裡叫「怒則氣上」。電視劇經常能看到這樣的情節，一些人被氣得怒髮衝冠後，手捂胸口，面色蒼白，口吐鮮血，然後猝然昏倒，可見怒氣能產生多大的威力。

咳血常和肺有關，比如林黛玉就是得了肺癆，最後吐血不治，香消玉殞。吐血就不同了，血直接從胃裡出來，要比咳血厲害得多，那口吐鮮血的場面看著都十分驚悚。中醫認為，肝為藏血之器，身體各器官各部位的出血都與肝有關，是肝藏血的功能沒有發揮好的關係。肝主情志，正常的情志活動有賴於氣血的正常運行，反之，情志不暢就會干擾氣血的正常運行。《醫學真傳》裡就說了：「人之一生，氣充於外，血附於內，陰陽和平，榮衛通調，何吐血之有？惟大怒、大勞，或過思、過慮，傷其經絡，逆其氣機，致陰陽血氣失其循行之常度，則血外溢，而有吐血之病矣。」我們普通人每天活得好好的，就算心情不好也不至於吐血。如果吐血了，就說明你的思慮、怒氣太過，把陰陽氣血都打亂了。就像用一顆小石子投水，頂多是激起一朵小水花，如果是一塊巨石呢？那就「一石激起千層浪」了。

中醫認為，吐血是肝火上炎、損傷胃絡導致的。唐宗海在《血證論．吐血》裡說：「然肝肺雖系血之來路，而其吐出，實則胃主之也。凡人吐痰吐食，皆胃之咎。血雖非胃所主，然同是吐證，安得不責之於胃。」意思是說，一些吐證，雖然所吐東西不同，但都是出自於胃，吐血也是。肝屬木，胃屬土，木克土，肝和胃是相剋的關係，所以肝火一旦燒起來，就很容易波及到胃，這在中醫上叫「肝火犯胃」。

在治療吐血這樣的急症中，我們要顧及兩個方面，一個是止血，這是治標，一個是平肝，這是治本。有一種中藥，就兼具這兩方面的功能，那就是三七。下面就教大家製作三七冰牛奶。要用三七粉十克，鮮牛奶一百毫升，二者混合拌勻，放在冰箱裡冷藏。食用時用小勺慢慢送服，次數和用量不限，可根據自己的口味調節。

三七冰牛奶為什麼能治療吐血呢？首先，三七是止血藥，有「止血金不換」之稱，葉權的《賢博編》裡曾記載，如果有人負傷流血，把三七的粉末敷在傷口上，一兩天就能痊癒。著名的雲南白藥主要就含有三七。其次，三七是活血祛瘀藥，止血不留瘀。以前民間常用凝結的血塊來鑒別三七的真假，血塊化成血水了，就是真三七，否則就是假的。所以也能治療婦科的一些瘀血證，比如「月經不通」，或是月經中有血塊。如果經常血崩，服三七也有良效。再次，三七有平肝理氣之效，能平和肝陽過盛，使人的精神處在一個平和的狀態。所以睡眠不好的女性朋友不妨喝點三七花茶，可助安眠。最後，三七還可補益肝血，李時珍就稱人參是補氣藥中的老大，三七是補血藥中的老大，說它們是中藥裡最珍貴的藥材。

清初醫學家張璐的《張氏醫通》非常系統地論述了吐血一證，說治療吐血有「三訣」：「宜行血，不宜止血」、「宜補肝，不宜伐肝」、「宜降氣，不宜降火」。三七正是符合了這「三訣」，所以張錫純也稱它「為吐衄要藥」。據說張錫純稱，他家鄉有一個姓高的孩子，十四五歲的年紀，吐血特別嚴重，醫治了很久都不見好轉，眼看就快死了。他的家人為他到處尋藥，後來找到張錫純，張錫純單用三七粉末一兩，讓孩子分三次服下，當天服完就不吐血了。

三七是溫性的，牛奶微寒，混上牛奶喝，正好能夠緩和三七之溫。還能調節口味，易使患者接受。而且牛奶還有一些凝滯收斂的效果，對止血很有幫助。

關於止血，再給大家介紹一個穴位：陰郄穴。位置在前臂掌側，當尺側腕屈肌腱的橈側緣，腕橫紋上〇・五寸。「郄」同「隙」，是「骨與肉之間隙，氣血深聚之所」，郄穴是各經經氣深聚的部位。如有急性出血或是疼痛的症狀，都可以通過按壓郄穴迅速止血止痛。《十六郄穴歌》就說：「郄猶孔郄義，本是氣血集，病證反應點，臨床能救急。」陰郄穴是手少陰心經的穴位，吐血或是鼻出血，都可以按摩這個穴位。點按、壓揉五至十次，就能快速止血。

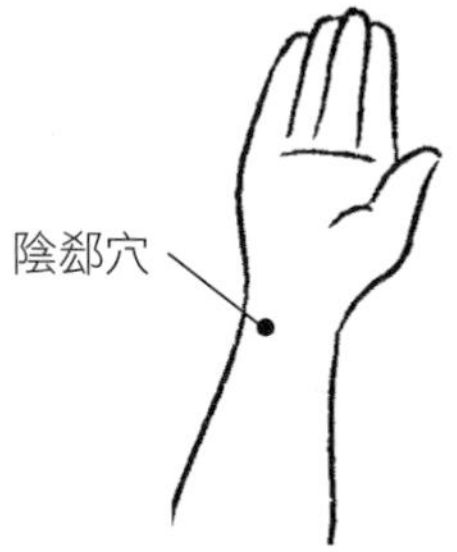

陰郄穴

最後還要說明一下，這裡我們說的吐血是來自於胃部的血，不同於「咯血」或「咳血」，後者是出於肺的，比如經常劇烈咳嗽的人，可能會痰中帶血，或者吐出少量的血。前者也叫「嘔血」，嘔血之前會有噁心、想吐的感覺，吐出的血可能帶有食物殘渣，血量較大。因為這兩種出血來自不同器官，我們在治療的時候不要搞混了。

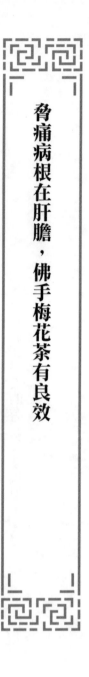

脅痛病根在肝膽，佛手梅花茶有良效

有的人一生氣，就手叉著腰，「哎喲」一聲疼得彎不起腰來。問她哪兒疼，她可能會說肋下疼，可能會說胸疼，其實這個部位的疼痛中醫裡有一個專有名詞叫「脅痛」，身體側面從腋下到肋骨盡處，就是脅。兩脅是足厥陰肝經和足少陽膽經所過之處，《醫方考．脅痛門》就說：「脅者，肝膽之區也。」所以脅痛的主要原因在肝膽。

肝和膽的關係非常密切，從「肝膽相照」這個成語裡就能看出來。八〇年代劉德華和張國榮主演過一部動作片就叫《肝膽相照》，講的就是他們二人從少年至長大成人後，儘管境遇不同但卻始終榮辱與共的故事。事實上肝和膽也的確是一對「榮辱與共」的器官。中醫認為肝與膽相表裡，從解剖學上看也是如此，膽囊位於肝臟右葉的膽囊窩內，肝臟負責分泌膽汁，膽汁儲存在膽囊裡，當我們進食的時候，膽囊就開始收縮，膽汁流入腸道，幫助食物消化。而肝分泌膽汁和肝的疏泄功能有關，肝氣條達，疏泄功能正常，膽汁的分泌就順暢。如果肝氣鬱結，疏泄功能失常，膽汁的分泌就會受阻。脅痛就是因為肝氣鬱結，影響了膽汁的分泌和輸送，膽汁淤積造成的，瘀積在脅下，於是出現脹痛，有可能是一側，也有可能是雙側。這個道理早在《黃帝內經》裡就有提到：「邪在肝，則兩脅中痛。」

有些女性朋友月經期間會出現脅痛，這叫「經行脅痛」。月經來潮時血流量增大，更容易出現肝疏泄不利、氣血不暢的情況，所以有心的女性朋友更應在月經期間保持心情的愉悅舒暢，氣血協調了，痛經也不會發生。

脅痛雖然不是什麼大毛病，但由於膽汁要參與五穀的消化，所以長期疏泄不利的話可能會引起噁心、腹脹、腹瀉，所以也不可忽視。除了要保持心情暢達，正確的食療手段也必不可少。這就給大家介紹一下佛手梅花茶，能夠疏肝理氣、活血通絡，肝臟氣血順暢，那麼脅痛的毛病肯定會不翼而飛。取綠萼梅六克，佛手十克，用沸水浸泡，再加入適量白糖或蜂蜜，代茶飲。

女性養肝，主要是調氣和養血，綠萼梅就是一種常用於調肝氣的藥。說到花，就是芳香，但其實中國本土的梅花都不怎麼香，但綠萼梅卻芳香十足。綠萼梅又叫白梅花，就是那種花白萼綠的梅花，據記載是在約二百六十年前輸入中國的，《大和本草》說「其香之佳，勝於常梅」。我們知道芳香的藥品都有行氣的作用，綠萼梅入肝經，能疏肝理氣。而且它和其他理氣藥相比有一個特點，「理氣不傷陰」，通常理氣藥都十分辛燥，會損傷正氣，女性容易體虛，服用這些藥就不太合適了，所以一般都選擇比較柔潤的芳香藥物。除了綠萼梅，再如玫瑰花，也很柔潤，所以平時脾氣大或是面部容易長斑的女性朋友，可以常喝梅花茶或玫瑰花茶。再提一下，一般我們藥用梅花都是綠萼梅，《本草綱目拾遺》說「單葉綠萼梅入藥尤良」，它的理氣效果是最好的。

再說佛手，可能很多人都知道它可以作觀賞植物，花朵潔白，味道濃郁，簇簇盛放。其實佛手還有疏肝理氣、行氣止痛的效果，清代張秉成的《本草便讀》稱其「功專理氣快膈，惟肝脾氣滯者宜之」。

佛手是柑橘類的植物，所以有些醫書中也叫它佛手柑。古人覺得這種藥非常珍貴，能治病救人，所以常把佛手和救世觀音聯繫到一起。大家都知道「金華火腿」吧，就是浙江金華這個地方，金佛手非常有名。民間還有這麼個故事，說很久以前在金華羅店一座高山下，住著母子二人。母親年老體弱，總覺得胸脅脹悶不舒，兒子到處為母親尋醫問藥。有一天他夢到一位美麗的仙女，賜給他一種手樣的果子，拿給母親一聞，病就好了。醒來之後看到母親病情依舊，才知道那只是一場夢。但他不甘心，決定出去找那種手樣的果子。他翻山越嶺，有一天，突然看到一隻仙鶴邊舞邊歌：「金華山上有金果，金果能救你老母。明晚子時山門口，大好時機莫錯過！」第二天，他登上金華山，果然見到遍地金果，金光耀眼。一位美麗的女子飄然而來，正是夢中所見的仙女！原來他的孝心感動上天。仙女贈給他一枚天橘和一棵天橘苗，讓他帶回去給母親服食，後來母親胸脅痛的毛病很快就沒了。兒子開始細心栽培天橘苗，很快鄉里人就都知道了。大家一致認為這位仙女就是救苦救難的觀音菩薩，所以取名為「佛手」。

另外，對於脅痛，我們也可以透過按摩行間穴和太衝穴的方法輕鬆治療。行間穴在足背側，當第一、二趾間，趾蹼緣的後方赤白肉際處。「行」是行走、流動的意思，「間」即是二者當中。這個穴位聚集著大敦穴傳來的濕重水氣，一部分歸地，一部分成為肝經的上行氣血，《丹溪心法．脅痛》說道：「脅痛，肝火盛，木氣實。」所以按摩行間穴能達到瀉肝火、疏滯氣的作用，尤其適用於肝氣鬱結導致的一些病症，除了脅痛，如果有月經不調、痛經、崩漏帶下之類的病，按摩這個穴位也有效。

太衝穴在足背側，第一、二蹠骨結合部之前凹陷處，是著名的「消氣穴」，尤其適合愛生悶氣、眼淚往肚子裡吞的女性朋友，如果你是那種有氣就撒、個性風風火火的人，太衝穴可能就不太適合了。按揉的時候從太衝揉到行間，將痛點從太衝轉到行間，效果會比較好。

有人經常把胸痛和脅痛弄混，這裡格外強調一下，脅痛在側，痛時常伴噁心。胸痛則遍於整個胸部，是心肺病的症候，會覺得胸悶不舒，心悸氣短，有時還會咳嗽。

口苦從肝調，柴胡決明子粥讓你不再吃「苦頭」

生活不外乎苦與樂，青春時的苦澀總是值得我們回味，當苦澀的記憶變成溫暖的回憶，我們也就成長了。可是有一位已過更年期的沈女士，卻再次遭遇了這種苦澀。她自稱，近來總是感到口苦，刷牙、漱口、吃糖、喝果汁，都無濟於事，後來她到醫院做檢查，才發現患有膽囊炎、膽石症，這下這無名的苦味可真相大白了。

口苦的原因是什麼？早在《黃帝內經》中就有解答，《素問・痿論》說：「肝氣熱，則膽泄口苦。」王冰注曰：「膽約肝葉而汁味至苦，故肝熱則膽液滲泄。膽病則口苦，今膽液滲泄，故口苦也。」總之一句話，是肝氣熱的原因。我們平常都有這個經驗，溫度高，氣味就散得快。一個人肝火太盛，亂了氣機，那麼膽就無法好好的藏住膽汁了。所以想要膽排泄膽汁的功能正常，不瀉肝火不行。

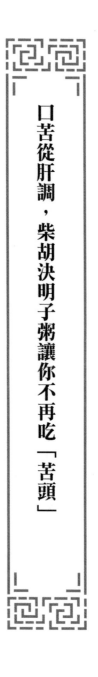

中醫認為，肝主謀慮，膽主決斷，「肝膽相濟，勇敢乃成」。我們平常說「膽小」這個詞，指的就是這個人戰戰兢兢的，做事沒有決斷力。為什麼人喝了酒之後，膽子就變大了，平常不敢說的話也敢說了呢？就是因為酒喝下去之後，首先影響到肝，膽附於肝，所以又影響到膽，肝和膽發生了變化，人的謀慮和決斷就會起變化。俗話說「酒壯人膽」是很有道理的。

中醫還認為「咽膽相應」、「咽為膽使」，咽就像膽腑的守門官一樣，裡面要是有什麼東西跑出來了，咽一定先感應到。所以膽汁滲泄的時候口苦，也就不見其怪了，口苦的人一般還會有咽乾的症狀。

嘴裡總是苦澀的，吃東西都沒滋味了，「食色，性也」，生活哪能少得了享用美食？教大家一道簡單的柴胡決明子粥，免去吃「苦頭」的煩惱。取決明子二十克，柴胡十五克，菊花十五克，加三碗水，三味同煎，去渣取汁。再將粳米一百克加入到汁液裡，熬煮成粥，熟時加入適量冰糖即可，每日分二次服完。

決明子之名取自它的清肝明目之力，而且它的清肝之力是相當強的，甚至有古人說決明子除了清肝明目外別無他用。決明子性寒，對肝的作用主要是清瀉肝火，所以對治療口苦有效。《要藥分劑》云：「除肝臟熱之要藥也。」《本草蒙筌》則說：

「除肝熱尤和肝氣。」現在市面上有決明子枕頭，用過的人都有體會，夏天枕著特別涼爽，就是因為決明子本身是寒涼的藥。而且作為植物種子，它有一定硬度，對頭部和頸部的穴位能達到按摩作用，有助安眠，還能保健頸椎，所以特別適合老年人、更年期女性和睡眠品質不佳的人。

柴胡也是非常適合女性的一味藥，《醫學啟源》說它是「少陽、厥陰引經藥」、「女人產前產後必用之藥」。柴胡有何功效呢？《本草正》說：「柴胡，用此者用其涼散，平肝之熱。」和決明子一樣，性寒涼，都有瀉肝火、清肝熱的作用。中醫上有一個著名的方子小柴胡湯，就是用於退熱的，古代治療外感風熱，小柴胡湯是一個常用藥，對口苦咽乾也有療效。

對於女性來講，柴胡還有一個很好的效果，就是疏解肝鬱，《紅樓夢》第八十三回中，太醫王濟仁為黛玉診脈後說：「六脈皆弦，因平日抑鬱所致。」開的方子裡就有柴胡，「非柴胡不足以宣少陽肝膽之氣」，提出以鱉血制其提升之氣，能「培養肝陰，制退陰火」。

決明子、柴胡降肝火，菊花清熱解毒，所以這款粥對口苦的患者很有用。但還要提醒一下，決明子有一些緩瀉的作用，腸胃不好的人要少吃，最好也不要長期服用，以免損傷正氣。

接下來再教大家一個敲膽經治療口苦的方法，膽經在人體的側部，敲的時候從臀部開始，沿著大腿外側一直敲到膝蓋，每次敲要一點一點來，不要太快，不要太用力，大概一百多下就行。我們都知道腑臟都有自己的「作息時間」，那麼在什麼時候敲膽經最好呢？可以說白天任何時候都能敲。現代女性工作繁忙，可能沒有多餘的時間專門用來敲膽經，那就可以利用一些空閒，比如坐著或是等車時敲，很多人的工作需要長時間坐著，手閒下來的時候也可以敲一敲膽經。晚上十一點以後就不要再敲了，子時（二十三時至凌晨一時）是膽「工作」的時間，這個時間段不宜敲膽經。

敲膽經的時候膽經受到刺激，會強迫膽汁排泄，氣血流量也會增加，那麼肝臟的壓力就能得到緩解。就像疏通了一條公路的交通堵塞，與之相接的道路的堵塞情況也能得到緩解一樣。我們知道肝臟是一個排毒的器官，它為了減輕自身的壓力，會將一些毒素排泄到膽腑，因此敲膽經還能夠幫助排毒。現在的女性都想做「瘦美人」，常常抱怨自己大腿太粗，肉太多，常敲膽經，還能夠幫助消除臀部和大腿的贅肉。同時再提醒一下，要想做「瘦美人」還不能凍著自己，像很多人冬天衣服穿得多，褲子卻只穿一層，或是穿短裙，其實這樣會在身體表面堆出一層厚厚的脂肪。人體是很聰明的，它自己知道冷了，就會想方設法保護自己，為了不讓「寒氣垃圾」上身，我們還是穿得暖和些吧！

其實膽在人體中還是一個非常特別的器官。《素問．六節藏象論》說：「凡十一臟取決於膽。」明代李中梓在《內經知要》裡說：「膽為奇恒之腑，通全體之陰陽，況膽為春升之令，萬物之生長化收藏，皆於此托初稟命也。」因此膽經氣血順暢、膽汁排泄正常，不僅對肝臟來說很重要，對人整體的養生和保健意義也是非凡的。

患上黃疸別心急，茵陳粥是好藥

我們常用「面黃肌瘦」形容一個人營養不良，臉色發黃，身體消瘦。從中醫上看，人面部的色澤體現著腑臟氣血運行的狀況，所以中醫四診中的望診就有望色這麼一個方法，透過望病人的面色來定義疾病。我們常常說「氣色」這個詞，可見氣和色分不開，一般來講，面色發紅，可能和暑氣有關，面部發白，「其氣為燥」，面部發青，可能是風邪導致的氣血不通，面部發黑，通常是受了寒氣，如果面部呈黃色呢，就是遭受濕氣的原因。

《金匱要略．黃疸病脈證並治》指出：「黃家所得，從濕得之。」但黃疸和平常所講的面黃還不一樣，是「面目俱黃」，小便也會偏黃。黃疸是肝膽濕熱引起的。有些女性朋友長期在比較濕熱的環境下工作生活，就容易外感濕熱。還有在春秋季節，都是暑濕當令的時節，這個時候如果我們身體比較虛弱，濕邪就容易趁勢入侵，從表入裡，進入到脾胃。所以黃疸病人可能也會有一些消化道的症狀，比如腹脹、腹痛、食欲不振、噁心、嘔吐、腹瀉等。另外，飲食不節也會損傷脾胃，導致濕濁內生，鬱而化熱。現在很多女性朋友要生活工作兩手抓，就不太注意自己的飲食了，經常吃速食或是油炸食品，或是肉類吃得太多，菜吃得太少，都可能是導致濕熱內生的原因。

這些堆積在脾胃中的濕熱影響到肝，肝氣不暢，疏泄的功能就會受到影響，膽附於肝，膽汁的排泄也將不循常道。膽汁是什麼顏色的呢？接觸過膽囊手術的人肯定都知道，從病人體內匯出的膽汁，是深綠色的。其實最初肝臟分泌的膽汁是金黃色的，濃度高了之後就會呈現綠色。人不管吃下去什麼東西，最終大便都是黃色的，其實就是食物經過膽汁「染色」的關係。外溢的膽汁浸淫在皮膚，下注到膀胱，所以人的皮膚、小便就會呈現黃色。

治療黃疸，病急不宜拖，如果轉成重症的話，就比較難醫治了。《金匱要略》就提到：「黃疸之病，當以十八日為期，治之十日以上瘥，反劇者為難治。」「瘥」就是疾病痊癒的意思。那麼有什麼辦法能治療呢？在這裡要介紹的茵陳就是歷來被用於「退黃」的要藥，一道簡單的茵陳粥就能解決。取茵陳三十至六十克，粳米五十至一百克，白糖適量。先將茵陳洗淨，煎汁，準備適量水，加入粳米一同煮粥。快熟時加入白糖，再煮至沸騰即可。茵陳粥可當早點吃，也可加餐食用。

說到茵陳，它的功效很少，基本上就是清濕熱和退黃，所以自古也是治黃疸最重要也最常用的一種藥。《藥性切用》說它「專利濕熱，為黃疸君藥」。有一個非常著名的「華佗三試茵陳蒿」的傳說，說的就是茵陳對黃疸的治療作用。

相傳華佗遇到過一個面色薑黃、雙目凹陷、身體消瘦的黃疸病人，來向他求醫，但當時還沒有治療黃疸病的辦法，華佗只能搖搖頭回絕他。半年後，華佗又遇到那個病人，發現他變得非常健康，面色紅潤，身強體壯，急忙問他病是哪位醫生治好的，他也想學學。那人答說他沒有找醫生，病是自己好的。華佗大驚：「病怎麼可能自己好呢？你肯定吃了什麼藥吧！」那人告訴華佗，他真的沒有吃藥，不過因為春荒沒糧，吃了很多野草。華佗想那野草肯定就是治黃疸的良藥啊，便讓那人帶著去找那種野草。找到一看，原來就是青蒿，於是華佗便採集了一些，讓其他黃疸病人吃了，可試了幾次，均無效果。華佗又問那個人吃的是幾月的蒿，他說是三月的。華佗這才醒悟，春三月百草發芽，也許三月蒿草才有藥力。

第二年春天，華佗採了很多三月青蒿，黃疸病人吃了後病全好了。第三年，他又研究了青蒿的藥性，結果發現，雖然冬天時冬蒿會枯萎，可地下的根還是存活的，第二年春天會在枯萎的地方再長出新苗，而且幼嫩的莖葉入藥效果最好。華佗想，這蒿「因舊苗而生」，那就叫它「因陳」吧，後來，人們口耳相傳，「因陳」就變成「茵陳」而固定了下來。還有一首流行的歌謠是這麼唱的：「三月茵陳四月蒿，傳給後人切記牢。三月茵陳治黃癆，四月青蒿當柴燒。」就是提醒大家，治黃疸病要用三月的茵陳，四月再稍微長長一點，就是一般的蒿草了。

還要再說一下，黃疸的起因呢，雖然以濕邪為主，但還有一些是寒邪引發的。有些女性朋友平時不注意飲食和保健，可能會落下一些脾胃虛寒的病根，寒邪瘀滯脾胃，久之也會影響到肝膽的功能。茵陳雖然主要是祛濕的，但並不是濕祛了之後黃疸才除，它本身就是一個退黃的藥，所以可以適用於各種類型的黃疸。現代研究還表明，茵陳有明顯的保肝作用，可促進膽汁分泌，對Ａ、Ｂ型肝炎、黃疸型肝炎也有顯著療效，對膽囊、膽管阻塞不通引起的黃疸症狀，也有明顯的退黃效果。

除了茵陳粥，再教大家怎麼用鼻竅滴藥法治療黃疸。選用苦瓠一枚，開孔，加水煮熟，取出汁液，滴入鼻中，之後會有黃水排出，多滴幾次就可治癒。

這個方法出自《本草綱目》，苦瓠又叫匏瓜、瓢葫蘆，是一種梨形的葫蘆，《本草逢原》說「今人治黃癉水氣，大小便不通」，茵陳非常苦，苦瓠也是，現在大家已經不怎麼吃它了，不過在古代它是一種人們常吃的蔬菜，元代王禎就在《農書》說：「匏之為用甚廣，大者可煮作素羹，可和潤作葷羹，可蜜前煎作果，可削條作乾。」還說：「瓠之為物也，累然而生，食之無窮，烹飪咸宜，最為佳蔬。」

從以上介紹的方法中不難看出，這類苦味的食物都可幫助人體排出毒素，減輕肝臟排毒的負擔，所以如果服用後小便次數增多了，別擔心，這就表示藥起效了。女性朋友們記住它，就是健康的一大保證。

痛經有訣竅，益母草蒸蛋是良藥

我國民間流傳著這麼一個「偏方」：擺脫痛經的最好方法就是趕快結婚生子。據調查，這個「偏方」確實有效，大部分痛經患者結婚生子後，痛經自然就消失了。但現實生活中肯定沒人指望著透過生孩子治療痛經。對於痛經，很多女性朋友都對它「逆來順受」，覺得是女人必須承受的一環，但其實這也是一種病，中醫上叫「月經痛」或是「經期腹痛」，弄清了病因就能有效止痛，輕鬆度過女人的特殊日子。

女人每個月的月經來潮和「肝主血海」、「肝主疏泄」的功能密不可分，痛經常常是肝疏洩氣機這一環節出了問題，而鬱怒常常是罪魁禍首。俗話說「萬病氣上來」，如果你想不生病，最重要的就是管好你的氣。不僅要少生氣，一旦生氣了也不要憋著，要發洩出來，氣球充著充著氣就破了，要讓它不破，除了停止充氣還要給它開個口放氣。當然了，月經的正常進行不僅僅要有肝的疏泄，還需要身體各部分多方「配合」。就像骨牌一樣，推倒了最前頭的那個，後面就嘩啦啦全跟著倒了。氣滯就會導致血瘀，因為血要依靠氣才能順暢運行。經前和經時氣血下注衝任，瘀滯衝任，「不通則痛」，就會造成痛經，這也是為什麼那麼多人把肚子痛看成是月經來潮的一個信號。

說了這麼多，到底選什麼食療方比較好呢？這就給大家介紹一個女性痛經專用藥——益母草，益母草加上元胡煮蛋，治療痛經效果非常好。取雞蛋二個洗淨，益母草三十克，元胡十五克，放入砂鍋中，加入適量清水同煮，蛋煮熟後剝去蛋殼，再煮片刻，然後取出藥渣，吃蛋喝湯。經前一至二天開始服用，每日一劑，連服五至七天。

益母草是專為女性而生的草，治療月經病和產後調理，益母草都是良藥。看它的名字「益母」，也知道受惠者是廣大的母親和女性同胞了，因此它又叫「坤草」，「坤」的意思就是女性、母親。關於益母草的功效，清代徐大椿在《藥性切用》裡說：「辛苦微寒，入手足厥陰，行血去瘀，為經產專藥。」它的主要功能就是活血、化瘀、調經。

益母草不僅能治病，還有美容功效。據記載，唐武則天非常注重美容養顏，除了內服抗衰老的藥物之外，還天天外塗美容藥。《新唐書》就提到：「太后雖春秋高，善自塗澤，令左右不悟其衰。」但她左右的人都不知道她塗的是什麼，《新唐書》也沒有記載。在武則天去世四十多年後，王燾在《外臺秘要》中寫到武則天長期使用一種外塗美容藥方，主要藥物就是益母草，說道：「此藥洗面，覺面皮手潤滑，顏色光澤。」還稱讚說：「經月餘生血色，紅鮮光澤，異於尋常，如經年用之，朝暮不絕，年四五十婦人，如十五女子。」在調經的同時，女性朋友也可試試用益母草護膚，益母草粉加入適量蜂蜜，也可加些黃瓜汁進去，調勻，晚間洗完臉敷上，次日清晨再洗去，能夠清除油脂，光滑肌膚，消除暗瘡、粉刺，包準強過任何一瓶護膚品。

元胡也是活血化瘀藥，李時珍在《本草綱目》中概括了元胡的四大功效：活血，利氣，止痛，通小便，還說元胡「能行血中氣滯，氣中血滯，故專治一身上下諸痛」。雞蛋可滋陰養血，三藥同用可活血祛瘀，有效治療痛經。

除了食療，再教大家一套穴位按摩的方法治療痛經。操作方法如下：

1. 躺平後兩膝微微彎曲，或取站立姿勢，雙手食指、中指、無名指相疊放在關元穴（肚臍下方約四指寬的位置）上，以食指為主慢慢按壓。每次一至二秒，重複十次。

2. 挺直腰站好，雙手拇指放在次髎穴（由背部腰骨正中間向下約三指寬，再向左右各一指寬的位置）上，用指尖按壓，以略感疼痛的力度為宜。每次三秒，重複五次。

3. 兩手食指疊放於氣海穴（肚臍向下約兩指寬的位置），慢慢地按壓，力度以感覺舒適為宜。每次一秒，重複三十次。

4. 雙手拇指放在左右志室穴（由肚臍正後方所對應的脊椎位置向左右兩側各四指寬的地方）上，其餘手指環腰而握。按壓三秒，呼氣的同時休息三秒，重複五次。

關元是任脈的重要穴位，與子宮相連，因此按摩這個穴位能夠調整女性的整體狀態，促進血液循環，緩解痛經。次髎穴具有促進下身血液循環、調理骨盆內器官的作用，下腹部疼痛時按壓這個穴位非常有效。氣海，穴如其名，是氣之海洋的意思，也是任脈上的穴位，有助緩解痛經，尤其是小腹刺痛時按壓這個穴位非常有效。大多數痛經的人也會伴隨腰部酸痛、沉重，志室穴就能派上用場了，何為「志」？腎之精也，按壓志室穴能強化腎功能，緩解腰痛。

學會了這套穴位按摩法，痛經不太嚴重或是不想吃藥的姐妹們就可以利用空閒時間在家操作了。同時也要注意飲食和經期衛生，天冷的時候一定要注意腹部保暖，不然寒氣從外而入，同樣會引起痛經。月經來潮是女人每月的大事，千萬不可怠慢了。

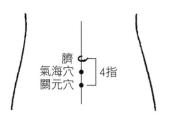

關元穴、氣海穴

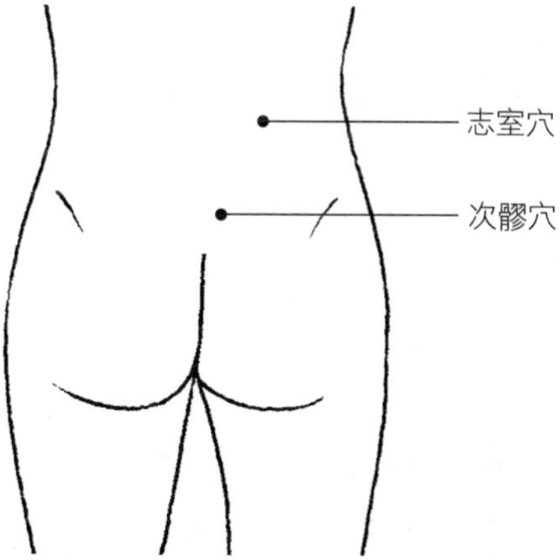

次髎穴、志室穴

月經不調不能小覷，青皮山楂粥助調經

中醫治婦科病都重在調經，調經為什麼那麼重要呢？明代孫志宏的《簡明醫彀》告訴我們，「婦人稟陰柔之體，以血為主。陰血充足，腎氣全盛，衝任周流，如月之虧盈，應期行止，而有常度日調，遇交合則有子矣。」女人屬陰，就如同月亮一樣，月亮有盈虧，影響著萬物，所以海洋有潮漲潮落，這是大自然的規律，而月經也有來潮和退潮，這是女人身體內部的規律。大自然的規律一旦失調，天地萬物都將失衡，女人也一樣，如果月經失調了，身體機能也將變得混亂，所以孫志宏說：「不調則百病變生，甚至不治。」

調查指出，百分之八十的婦科病都與月經有著直接或間接的關係。對待月經，真的要像對待老朋友那樣，把老朋友的關係處理好了，不僅不會得婦科病，面色、肌膚，精神狀態也會是最佳的，而且對性生活也有益，所生的寶寶肯定也非常健康。因為子宮非常特別，中醫把它看做兩大「奇府」之一，另一個則是大腦。子宮就好比宮殿，月經就相當於每月給宮殿進行大掃除，如果打掃得乾淨徹底，宮殿富麗堂皇，那麼在裡面成長起來的不是王子就是公主；如果打掃得不好，滿屋子灰塵，又冷又濕，那成長起來的孩子就像流浪兒一樣了。

月經不調，主要是指月經週期、經量、經色、經質出現異常。少數女性朋友還會出現倒經或逆經的現象，也就是在經行期間或經前一兩天吐血或鼻出血。

月經不調的類型多樣，自然引發的原因也十分複雜了，我們撇開疾病所引發的不談，血熱、血虛、血寒、氣虛、氣滯都可能是導致不調的原因，但不論是哪種，都與肝的失調有關。為什麼這麼說呢？一方面它是藏血的器官，一方面它又主管著人體氣機的調暢，如果肝失疏泄，肝氣鬱結，就可能導致多種婦科病。一個人發脾氣的時候，肝氣會上行，這就是為什麼中醫常講「怒則氣逆」、「怒則氣上」，血隨氣行，久上而不下，下部的血就少了，所以月經就會延後。肝氣鬱結還會化火，我們常說「熱血沸騰」，血熱了之後是待不住的，總想往外跑，就會造成月經提前。

因此女人調經，要從疏解肝鬱入手，在這裡介紹一個很好的食療方：青皮山楂粥，就能有效疏解肝鬱，治療月經不調。用青皮十克，生山楂三十克，粳米一百克。先將青皮、山楂放入砂鍋，加水適量，濃煎四十分鐘，去渣取汁。再將粳米放入砂鍋，加水，用小火煨煮成稠粥，快成時放入青皮山楂汁，拌勻，繼續煨煮至沸即成。分早晚二次服用。

青皮是什麼呢？其實和橘皮是同一種植物，橘子沒成熟之前，果皮是青色的，還沒有發紅，這時候採集得到的就是青皮。前面講過肝喜青色，這個青皮就是很有代表性的食物。它的主要功能就是行氣，橘皮也是行氣藥，不過是作用在脾胃上，青皮是行肝氣，是藥效非常駿猛的一種疏肝解鬱藥，《本草從新》說它「治肝氣鬱積」，所以月經不調就是它的一個對症。

山楂大家都很熟悉了，是一種很受歡迎的食品，能助消化，其實它還有一大功能是活血化瘀。氣滯則血瘀，血瘀在內，月經就可能量少、延後，經血中還會有血塊。所以月經不調的朋友還常常伴隨著輕重不一的痛經，如果你的月經週期還算規律，只是會肚子疼的話，可以將山楂煎汁，或是加些紅糖熬成稀泥服用。

那有人問了，如果我經期提前，吃什麼好呢？可以試試木耳甜湯。需要乾木耳三十克，紅糖十五克。將乾木耳用水泡發，洗淨，加適量水煮至酥爛，再加紅糖調味即可。木耳性平，味甘，益氣、涼血，紅糖既可緩肝氣，又補血，此湯涼血調經，對月經提前效果很好。

除了膳食療法，再教給大家一套簡單的穴位按摩法，可作食療的輔助治療。

1. 患者仰臥，用右手掌根部位按揉氣海穴（參考二九七頁）約一分鐘。
2. 用右手拇指指腹羅紋面，依次點按雙側下肢的三陰交穴（參考一六一頁）約一分鐘，然後用一手手掌按摩小腹部約一分鐘。
3. 患者俯臥，先用兩手手掌在腰骶部上下往返按摩二分鐘，再以雙手拇指指端依次點按腎俞、命門、八髎等穴各三十分鐘，以有酸脹感為度。
4. 雙手五指同時提拿雙側腎俞穴各三次。

這套按摩法在經期前後進行效果更好。氣海穴之前已經提過了，不再贅言。三陰交穴是治療婦科病症的一個常用穴位，所謂「婦科三陰交」。還有個說法是女人常揉三陰交終身不老，

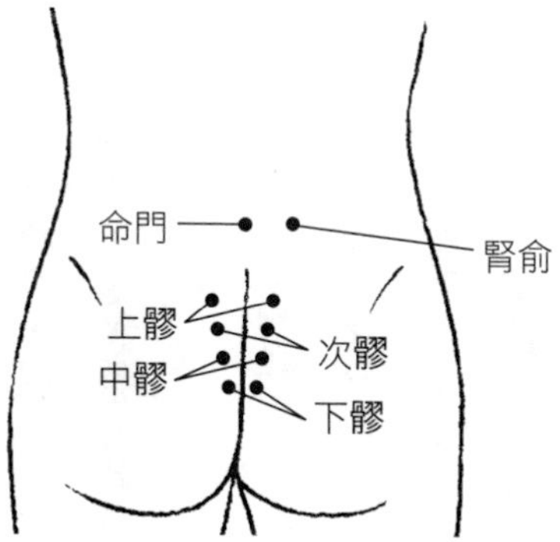

腎俞穴、命門穴、八髎穴

女人屬陰，三陰交是三條陰經交匯之所，也是我們體內的一個寶貴財產，運用得當，身體就能得到保養，不僅僅在調經方面，還能保養衝任，改善膚質，保持血壓穩定，女人養肝，常按三陰交也必不可少。而腎俞、命門、八髎等穴也是調整人體氣血和元氣的重要穴位，都能達到治療月經不調的效果。

女人很辛苦，沒有男人那樣強壯的體魄，不能勝任過重的體力勞動，在社會中肩負著妻子和母親的責任。一個女人一生會因為月經流失掉多少血呢？平均每次的月經量大概在七十五毫升，按三十年來算，總出血量約為二萬七千毫升，這還不包括分娩流血。但是，女人就是依靠著有規律的失血、體內器官的造血，維持著作為一個女人該擁有的一切。這是大自然得與失的法則，同時也是女人自身永恆的一個幸福法則。

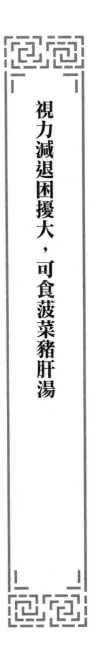

視力減退困擾大，可食菠菜豬肝湯

唐代著名詩人白居易寫了不少有關眼疾的詩，其實他自己就是一名眼病患者。白居易一生坎坷，經歷宦海沉浮，直到三十七歲才結婚，有過兩個孩子，可都在三歲的時候夭折了，尤其晚年喪子，使詩人悲痛欲絕。官場的失意、生活的清貧再加上子女的夭折，最終使白居易患了嚴重的眼疾。他還詳細描述過自己的症狀：「夜昏乍似燈將滅，朝暗長凝鏡未磨。」一朝一夕，銅鏡松燈前，模糊的視力給詩人帶來了難言的痛苦。眼病對古人來說如此，對現代人來說更是如此，現在越來越多的人被視力問題困擾著，孩子們早早就患了近視，年輕一代們忙碌一天後眼睛乾澀疲勞，人還沒有進入老年，就有了老花眼……眼睛的問題到底出在哪裡？

眼睛的問題可以說和我們的五臟六腑都有關係，《靈樞．大惑論》說：「目者，五臟六腑之精也。」而關係最密切的就是肝了。為什麼這麼說呢？因為我們眼睛能看東西，全是憑氣血的榮養，而肝就是藏血和疏洩氣機的地方，《靈樞．脈度》說：「肝氣通於目，肝和則目能辨五色矣。」眼睛在身體的高處，氣血充足的人，眼睛就神采奕奕，顧盼生輝，氣血不足的人，眼睛就視物不清，暗無光彩。所以眼睛也可以說是肝的窗戶，透過一個人的眼睛就能得知他肝臟的情況。深受廣大觀眾喜愛的著名演員傅彪，是由於肝癌而去世的，其實在他生病之前，從眼睛裡就能看出一些端倪。大家還記得他那對腫腫的、眼瞼下垂的眼睛吧？其實這就是肝臟氣血不順的表現。

現在很多女性朋友都喜歡戴瞳孔放大片來美化自己的眼睛，不但有很多不便，戴久了還會對眼睛產生一定損傷，所以想要雙眼明亮透徹的女性朋友，養好自己的肝才是正道。肝血充足、氣血順暢了，不僅眼睛漂亮，還能夠保護視力，年老之後，也不會受老花眼的困擾。

說了這麼多，下面就介紹一個保護視力的食療方：菠菜豬肝湯。材料有豬肝一百克，菠菜一百五十克，太白粉、生薑、鹽、植物油各適量。將豬肝洗淨，切成薄片，用水燙一下，放入太白粉抓拌均勻，再加少量水拌勻，醃大概十分鐘。把菠菜洗淨，切成段。在鍋內放入清水，酌加生薑末、植物油、鹽。先用大火煮沸，放入豬肝和菠菜，等到豬肝熟後停火，酌加鹽巴調味就可以了。

這道菜為什麼對視力減退有療效呢？我們先來看豬肝，從中醫「以形補形」的角度看，動物肝臟都能夠補益肝血，豬肝的補血本領也是非常強的，是養肝明目的佳品，《隨息居飲食譜》裡說「豬肝明目，治諸血病」。一些眼科專著如《眼科闡微》、《眼科秘訣》、《明目至寶》中也詳細講解了食用豬肝治療眼疾的方法，不僅是視力減退，古人也用豬肝來治療青光眼和白內障。

再來說菠菜。提到菠菜，大家都能想到以前的一部卡通片《大力水手》，大力水手吃了菠菜後能獲得超人般的力量，和惡人作戰，保護心愛的女友。人們總說菠菜鐵含量很高，貧血的人要多吃。其實不是這樣的，菠菜並沒有那麼強的補血作用，主要是活血和止血、潤腸道助消化。《本草綱目》說它「通血脈，開胸膈，下氣調中，止渴潤燥」。現代研究則表明，菠菜對視力有一定的保健作用。一般六十五歲以上的人出現視力喪失往往都是由於視網膜退化，針對這個年齡層，美國哈佛大學的研究人員做過一項實驗，結果證明，每週吃二至四次菠菜，就可降低視網膜退化的危險。另外，菠菜不僅是護眼行家，還是護膚高手。菠菜是「十大養顏美膚食物」之一，據說宋美齡六十多歲的時候，肌膚依然白淨潤澤，就是全靠她的「宋氏養顏菠菜湯」。愛美的女性不妨在餐桌上加上一道菠菜吧。

中國人飲食都講究葷素搭配，這樣營養才均衡，對健康有益。豬肝搭配菠菜，就是一對絕妙的組合。女性朋友脾胃不太好的話，動物肝臟味厚，會妨礙吸收，菠菜有助吸收，還能幫助分解豬肝內殘留的有毒成分，可說是優劣互補。另外，為了完全清除豬肝裡的毒素，烹調之前最好先放在水龍頭下沖十分鐘，再在水中浸泡三十分鐘。烹調的時間也不能太短，要等肝完全變成灰褐色，看不到血絲才行。

菠菜豬肝湯養肝明目，除此之外再教大家一套經穴療法，這套療法可促使視網膜功能恢復正常，達到改善視力的目的。

先來說取穴位置：

瞳子髎：在外眼角，眶骨外側緣凹陷處。

少澤穴：小指外側指甲角旁〇．一寸。

曲池穴：取穴時採用正坐屈肘的姿勢，曲池穴位於肘部，橫紋盡處，即肱骨外上髁內緣凹陷處。

具體怎樣按摩呢？先用雙手的食指按壓瞳子髎，按壓的時候頭部朝前方略傾斜；接著按壓少澤穴，用拇指和食指夾住另一指的小指，利用食指的指尖進行按壓；最後按壓曲池穴，用一手的拇指揉按另一手的曲池穴，進行小幅度的旋轉，手肘豎起可增加力道。

改善視力，肯定不是一朝一夕可以達成的，還靠我們長久的堅持和日常的護養。《黃帝內經》的「五勞所傷」中有一傷是「久視傷血」，指的就是肝血。當你專注於書本、電腦、電視或手機的時候，別忘了常眨眨眼睛，看久了閉一會眼睛，這對身心來說都是一種休息。

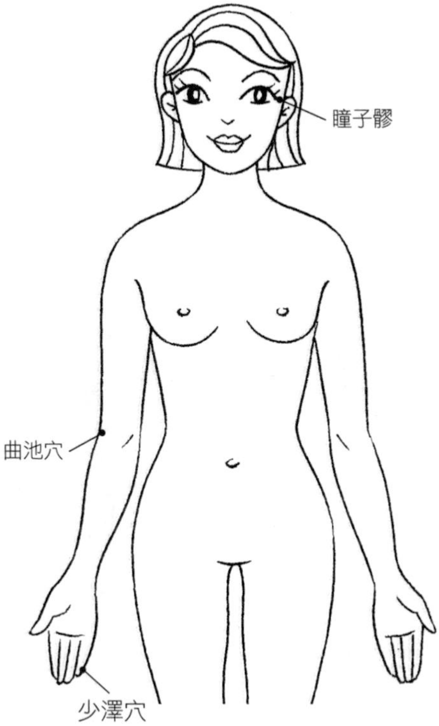

少澤穴、曲池穴、瞳子髎

玫瑰花茶疏肝解鬱，告別「藍色隱憂」

人有七情六欲，生活少不了悲歡離合，誰不會有些煩心事呢？情緒低落是尋常事，飯不想吃了，話不想說了，事情不想做了，但如果持續時間較長，並且程度嚴重的話，就是病了。患了憂鬱症，除了情緒低落和食欲降低，還可能會睡不好覺，思維變得遲緩，身體很多地方不舒服，更有甚者會故意傷害自己甚至自殺。憂鬱症的發病率很高，有人叫它「精神病學的感冒」，而且近年來一直呈上升趨勢。

說起憂鬱症的治療，很多人想到吃西藥和心理輔導，其實中醫治療憂鬱也很有心得。憂鬱在中醫裡屬於「鬱證」範疇，元代的朱震亨在《丹溪心法》中提出了氣、血、火、食、濕、痰六鬱之說，而「鬱證」作為病名固定下來始於明代虞摶的《醫學正傳》。肝疏泄氣機，和人的情志活動相關，氣機順暢，人的精神狀態就好，氣機不暢，人就精神抑鬱，萎靡不振。所以憂鬱說到底，是肝氣鬱結的關係，正如明代《萬病回春》中所說：「鬱證者，鬱結而不散也。人之氣血沖和，百病不生；一有鬱結，諸病生焉。」

肝鬱要怎麼辦呢？古人也很早就告訴我們了：「肝鬱達之。」就是你要疏理肝氣，讓它條達順暢。這裡介紹給大家的食療是玫瑰花茶，玫瑰花專功理氣解鬱、舒肝止痛，在中醫裡有「解鬱聖藥」的美譽。取玫瑰花瓣六至十克，放在茶杯內，沖入沸水，蓋上蓋子燜一會即可，代茶頻飲。還可以根據個人口味加入冰糖或蜂蜜。玫瑰芳香味濃，喝之前，不妨先深深吸一口氣，聞聞玫瑰花香，再慢慢品嚐。

姚可成的《食物本草》說玫瑰花「主利肺脾，益肝膽，食之芳香甘美，令人神爽」，玫瑰花長於抒發肝膽肺脾的鬱氣，藥性溫和，溫而不燥，疏而不傷陰，有鎮靜、安撫、抗憂鬱的作用。心情不好的時候沖上一杯芳香滿溢的玫瑰花茶，肯定能讓心情「雨過天晴」。其實玫瑰花不僅能給人好心情，還能給人「好臉色」，臉上長色斑的女性朋友也不妨常喝玫瑰花茶。玫瑰還有活血祛瘀的功效，因此能夠去除由於氣血運行不暢而產生的色斑。同時也適用於月經不調和痛經的朋友。

對待憂鬱，我們也可用按摩十宣穴的方法治療。十宣穴在哪裡呢？就是我們十個手指的尖端，靠近指甲的部位。按摩十宣穴最簡單的方法就是用拇指的指甲用力反復重掐，力度以感到酸痛為宜。也可以用牙籤等尖硬物體進行按壓，時間約三至五分鐘，視個人感覺可稍為加長。另外，還可以用指尖從額頭往後腦方向作點扣動作，既能刺激十宣，又可提神醒腦，除了緩解憂鬱狀態，對腦神經衰弱性頭痛和失眠也有很好的療效。

為什麼按摩十宣穴可以治療憂鬱呢？宣這個字，在《爾雅・釋訓》中解釋為「通」的意思，所以十宣穴有疏通經脈、調和氣血的作用。我們常常說「十指連心」，這個「心」解釋為心臟不免偏頗，可以理解為大腦的意思，每一根手指都有經絡，經過四肢直接連到腦袋，刺激人的感覺和思維。所以西方人特別重視培養幼兒的動手操作能力，他們認為通過手指尤其是指尖的複雜活動，可以促進幼兒的思維活動，激發創造性。

其實十指不僅僅和大腦相連，和我們全身的經絡都有聯繫。在我們人體的十二條主要經絡中，有六條與手指有直接聯繫，另外的六條則通過經絡之間的交匯，與手指勾連到一起。刺激十宣，可以疏通全身氣血，令人神爽。精神抑鬱的朋友常會覺得身體乏力，無精打采，刺激一下十宣穴，就可以振作起精神。以前人們治療昏迷，也常常刺激十宣穴，就因為這個部位有開竅醒神的作用。如果經過一天的工作學習，覺得身心疲憊，也可以像彈琴一樣，十指在桌面上敲一敲，一會功夫，精神頭就上來了。

另外，十指的指甲旁各有井穴。什麼是井穴呢？井，是水湧出的地方，人體的氣機就像井水般汩汩而發、源源不絕，所以按壓指尖對人體的氣血運行是非常有好處的。《難經》裡就說：「井主心下滿。」心下滿是什麼意思？就是心裡憋悶、不痛快，這也是憂鬱症的症狀，按摩指尖能起到療效。

女性天生就比男性細膩善感，據調查，女性的憂鬱症患者比男性高出一倍。工作的壓力、生活的辛苦、人際的矛盾、情感的傷害，都有可能衝破女性脆弱的心理防線，種下憂鬱的幼苗，如果疏泄調理不當，就可能發展成憂鬱症。另外，剛進入更年期或老年期的女性也十分容易誘發憂鬱症，她們面臨著新的自我定位，也面臨著生理上的巨大變化，這常常是導致憂鬱的誘因。所以在生活中，我們要提防憂鬱症的發生，學會發洩情緒，多和朋友交流，參加戶外活動，做個健康快樂的人。

服歸參鱔魚羹，免去「手舞足蹈」

全家聚會，其樂融融，打麻將肯定是很多家庭必不可少的固定「節目」，如果有老人上桌，估計還會鬧笑話，怎麼回事呢？手抖得厲害！手一抖，啪，牌給碰翻了，再一抖，幾張牌全「亮相」了。吃飯也是，菜都夾上來了，手抖個兩下，又掉回去了。這就叫手足震顫，老年人的手足震顫又叫老年性震顫，一般年過五十歲，就可能產生這種症狀，換言之，一旦你「手舞足蹈」了，就表示你的筋肉、關節都在老化。

有人問了，我還年輕著呢，手怎麼也無法自制地顫抖？那問題可能是出在你的肝上。因為肝主筋，《素問．六節臟象論》說：「肝者……其充在筋。」什麼是筋呢？指的就是肌腱、筋膜、韌帶這些組織，全身的筋都有賴於肝的氣血滋養，肝血充足，筋膜得養，肢體關節的運動就靈活，人就強健有力。如果肝血不足，筋膜失養，活動就不靈便。所以中醫也說肝主運動，我們人體不管進行什麼運動，都需要肝的氣血的維持，哪怕只是動動手指這樣的小動作，所以中醫說「足受血而能步，掌受血而能握，指受血而能攝」，要有肝血的正常敷布，我們的腳才能走路，手掌才有握力，手指才能活動。

《素問．上古天真論》裡說男子「七八，肝氣衰，筋不能動」，男性五十六歲之後肝氣衰，筋缺少了「養分」，活動就不順暢了。女性也是一樣，而且還會比男性提前衰老，一般在四十九歲迎來更年期之後，身體就會顯出各種老態了。所以一般老年人，不僅肢體活動不便，還特別容易得關節炎，就是因為「肝氣衰」，肝血虧虛，血不養筋所致。所以年輕的女性朋友如果不注意養肝，就會提前衰老，不僅面部會長斑，四肢關節也不靈活，指甲還會蒼白乾枯，容易變形、脆裂。因為「爪為筋之餘」，這個「爪」指的是指甲，中醫認為指甲是筋延續到體外的部分。如果肝好、肝血充足的話，指甲就會光澤堅韌，富有華色。

這裡給大家介紹的食療是歸參鱔魚羹，這個方子出自清代的《本經逢原》，為了使它更加鮮美，符合現代人的胃口，又做了一些調整。需要鱔魚五百克，當歸、黨參各十五克，料酒、蔥、薑、蒜、食鹽、醬油各適量。將鱔魚去頭、骨、內臟，洗淨，切絲備用，將當歸、黨參裝入紗布袋，紮口。將鱔魚絲和藥袋放入鍋中，加入料酒、蔥、薑、蒜等調料。再加適量水，先用武火燒開，撇掉浮沫，改用文火煎煮一小時即成，撈出藥袋，吃魚喝湯，用魚湯煮麵條滋味也不錯。

鱔魚也就是黃鱔，在古代是用作補藥的，如《本草經疏》說牠「甘溫俱足，所以能補中益血」，《隨息居飲食譜》則說「鱔甘熱，補虛助力。善祛風寒濕痹，通血脈，利筋骨」，對補氣血、強筋骨、健體力都是非常好的。據說古代有些大力士，之所以力大無窮就是由於常吃鱔魚的緣故，舊時走江湖的人還有賣「大力丸」的，配方裡就有鱔魚一味。

如果說鱔魚是適合大眾的補藥，那麼當歸就是專為女性而生的補藥了，中醫稱它為「女科之聖藥」。肝很喜歡當歸，為什麼呢？因為它的作用主要在血。一般用當歸治療，還分作頭、身、尾，當歸頭補血作用較強，當歸身主要是和血、養血，尾部活血的作用較明顯。所以女性調經，總少不了當歸；當歸能活血止痛，因此還能治療痛經。

再來說黨參，黨參的藥性很平和，入脾、肺經，主要對脾肺有補益作用，可以補脾肺氣，同時又有補血的作用。有人問了，人參的補益作用不是最高的嗎，可不可以用人參代替？其實這是黨參優於人參的一點，人參沒有直接的補血作用，主要是補元氣，而黨參有，所以在一些血虛引發的病中，我們常能見到黨參的影子。

除了手足震顫，氣血虛弱的人吃這個歸參鱔魚羹也都是很好的。比如久病的人，或是身體素來就特別虛弱的人。女人產後要補身子，吃這個也很好，不過要注意不能吃過量。

另外，再教大家一個穴位按摩療法治療手足震顫。先用手指掐點耳後的高骨穴十至二十次，再掐絕骨、復溜兩穴，然後取氣戶、少商、魚際、合谷、曲池、尺澤、支溝等穴進行按摩，不同部位的肌肉薄厚會有不同，施行的時候可採用按、摩、掐、擦、揉、捏、點等不同手法。若能配合食療治療，能取得更好的效果。

前面我們說造成手足震顫的原因是血不養筋，運動需要筋力，所以血不養筋，也會出現一些運動上的障

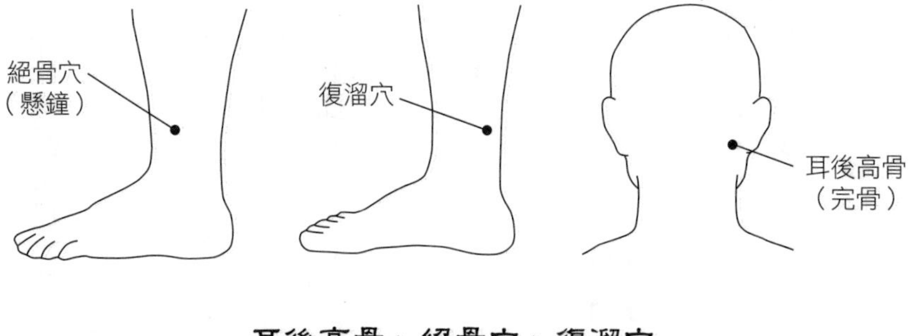

耳後高骨、絕骨穴、復溜穴

礙，比如四肢無力，動作遲緩，身體特別容易累等等。反之也如此，想讓自己的筋力強健，活動靈敏，注意運動量也是一個要點。中醫說「久行傷筋」，如果行走過度，就會對筋造成損傷。明代著名醫學家張景岳在《類經》中也說：「人之運動，由乎筋力，運動過勞，筋必罷極」，「罷極」就是忍受疲勞的意思，所以「飯後百步走」是好的，但是走多了就有害而無利了。女性朋友們可以多做些伸展肢體的活動，刺激平時活動不到的關節，閒時在家裡也可以做做健美操，對筋骨的保健都是有益的。

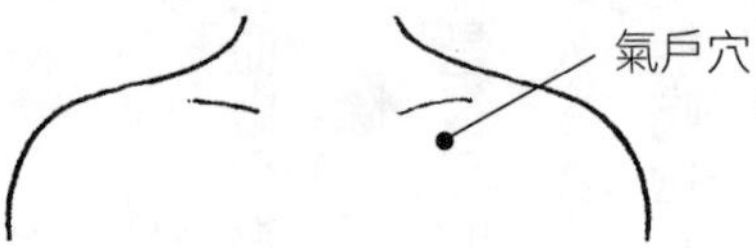

氣戶穴

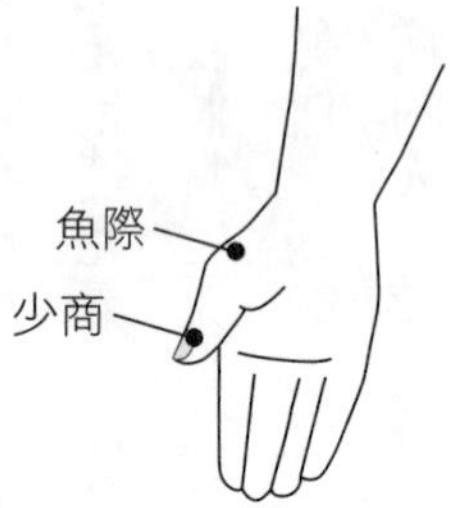

少商穴、魚際穴

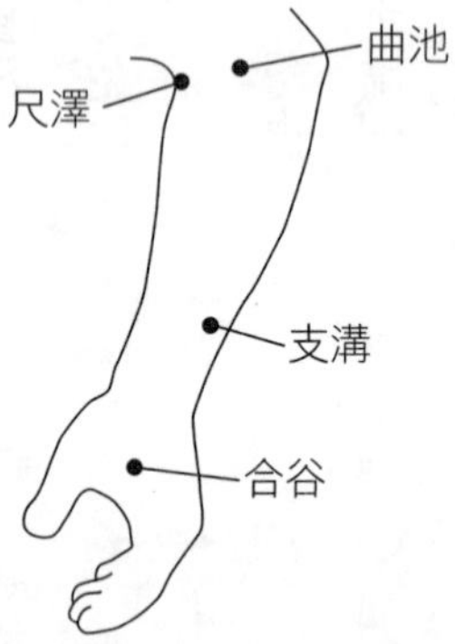

曲池穴、尺澤穴
支溝穴、合谷穴

豬肝煲枸杞治夜盲，找回黑暗中的光明

麻雀是一種十分靈敏的鳥，不喜歡被束縛，要是有誰小時候捉過麻雀，肯定知道白天是捉不到的，得等到黃昏之後，因為麻雀夜盲，天一暗就看不到東西了，這時候伸手一抓，麻雀就呆呆地被捉住了。患有夜盲症的人也是如此，夜盲又叫「雀盲」、「雀目」，民間有句諺語叫「夜盲佬逃荒，瞎跑一氣」，就是說夜盲的人一到晚上就看不清東西了，行動困難，像「盲人摸象」一般。不過也有程度的不同，有的人是看不清，有的人是完全看不見，在黃昏的時候就不能在戶外活動了，晚上待在家裡，也需要保持一定亮度的照明，否則會寸步難行，可在白天，卻和正常人一樣。

夜盲有先天和後天之分，先天是來自遺傳的，無法治療，後天又分為暫時性夜盲和獲得性夜盲。後者是指由某些疾病引起的夜盲，前面的篇章也提到了眼睛出了問題要從肝那裡找原因，肝炎患者就很可能產生夜盲，病好之後夜盲也會消失。暫時性夜盲就是我們這裡主要要講的了，患上這種夜盲的女性朋友，身體沒有其他病症，視覺器官也一切正常，但「夜視力」越來越差，在昏暗的地方無法視物。

那麼夜盲症的原因是什麼呢？《醫學綱目》概括得很簡練：「雀目者，日落不見物也，此屬肝虛。」一說夜盲症是肝血虧虛引起的。有人要問了，那為什麼白天視物正常，天一黑就看不見了呢？《聖濟總錄》就說了：「夫衛氣晝行於陽，夜行於陰，陰血受邪，肝氣不能上榮於目，肝受血而能視，今邪在於肝，陰血澀滯，至暮則甚，故遇夜目睛昏，不能睹物。」這段話什麼意思呢？我們應當知道，氣屬陽，血屬陰，我們說血的時候也往往在前面加個陰字。夜也是屬陰的，所以肝血虧虛，就主要表現為在黑夜中看不清物體，而白天的視力是正常的。

說了這麼多，也該說說採取什麼方法解決了。肝血虧虛自然就要補肝血，補肝血當然還是首選動物肝臟，所以介紹給大家的是豬肝煲枸杞，這是一個治療夜盲症的古代食療方。需要原料豬肝一百克，枸杞子三十克，太白粉、黃酒、鹽各適量。先將豬肝切片，加黃酒、澱粉適量拌勻，與枸杞子一起放入鍋中，再加適量水煲湯，最後加鹽調味即可。

枸杞子有滋補肝腎、益精養血、明目消翳的作用，一些女性朋友經常加班熬夜，造成肝腎虧虛，就很容易長黑眼圈，這道湯對治療黑眼圈也有效。治療眼疾是它的主要作用，比如晉朝的葛洪用枸杞子搗汁滴目來治療眼疾，唐代的孫思邈用枸杞子配合其他藥製成補肝丸，治療肝經虛寒、目暗不明。吃過的人知道枸杞子特別酸，酸味入肝，所以枸杞子對肝有很強的補益作用，在一些治療貧血、營養不良的方劑中，枸杞子也常常作為主藥。

豬肝我們之前提到過了，有很強的補血作用。和枸杞子相配療效會更好。一般西醫治療夜盲呢，也會讓你吃豬肝，除了動物肝臟，還有像魚類、牛奶、蔬菜等。因為它們都含有豐富的維生素A，西醫認為夜盲症主要是由於體內缺乏維生素A引起的，補足了維生素A，夜盲症就能痊癒。枸杞子雖然不含維生素A，但所含的胡蘿蔔素很高，在人體內可以轉化為維生素A。

和西醫不同，中醫裡治療夜盲的方法很多，除了食療藥膳，還有針灸、按摩，甚至是一些「邪門歪道」。比如孫思邈的《備急千金要方》裡就提到一個咒術的方法治療夜盲：夜盲症患者在黃昏時找到一個麻雀棲息的地方，使麻雀驚起，紛紛飛離，這時要念咒：「紫公紫公，我還汝盲，汝還我明。」當然，聽起來神奇，也只是迷信罷了，我在這裡教給大家的是一個按摩療法，配合食療進行，能取得更好的治療效果。取穴如下：

睛明穴：在目內眥角稍上方凹陷處。睛明，也就是眼睛明亮清澈的意思，按揉這個穴位可以祛風明目，治療許多眼疾。

球後穴：為奇穴，在眼眶下緣外四分之一與內四分之三交界處。按揉這個穴位可活血明目，也是治療早期白內障和近視的重要穴位。

行間穴：在足背第一、二趾間的縫紋端處。有清瀉肝火的作用。

肝俞穴：在第九胸椎棘突下，旁開一・五寸處。按揉這個穴位有疏肝理氣、益肝明目的作用。

具體操作手法：醫者用手指指甲分別點掐患者的左右睛明穴和球後穴各三十六次，然後患者改俯臥，醫者用肘尖按壓其肝俞穴三十六次，再改用拇指指端點按患者左右足背的行間穴各三十六次。這套按摩每天可進行一次，十天為一個療程。夜盲各有程度上的不同，可根據病情輕重適量增減按摩次數。

我們正常人從亮處走到暗處，剛開始一無所見，但逐漸就能看清周圍的物體，而患有夜盲症的人則會出現視覺障礙甚至一無所見。若干年前就有一則報導，說一個人跑到了地鐵月臺下的鐵道中間，還往隧道深處走。後來這人被救上來，才知道是夜盲症患者，地面的強光和隧道內的光線形成強烈反差，使他一時難辨方向，跌下月臺。對於夜盲症患者來說，即使在白天，光線暗的地方都意味著潛在的危險，黑夜對他們來講就更為恐怖和難熬了。所以如果你覺得自己已經有了一點夜盲的先兆，在暗處看東西變得模糊了，或想永保眼睛健康，就快點試試這裡所教的方法吧，別讓黑暗成為噩夢。

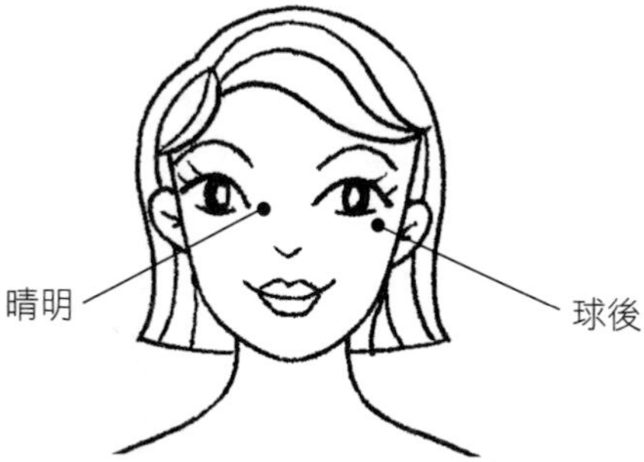

睛明穴、球後穴

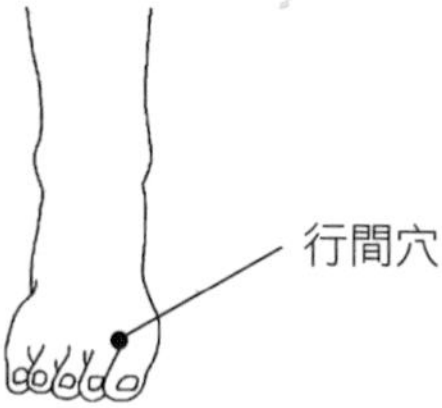

行間穴

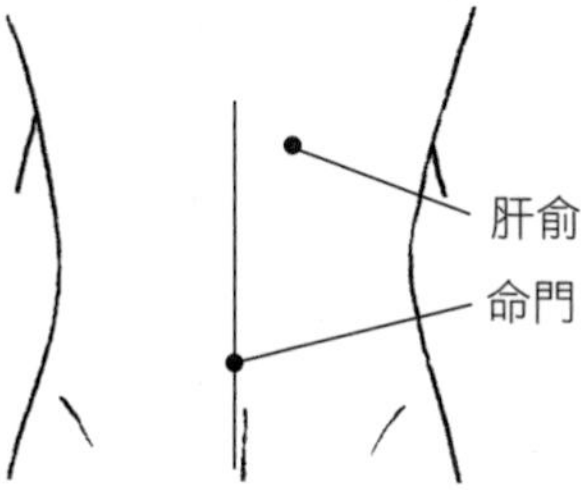

肝俞穴

巔頂頭痛想撞牆，吳茱萸湯可幫忙

說起頭痛，也並不一定是受風引起的，頭痛在中醫裡是個十分複雜的症狀，疼痛的部位不同、程度不同，都要有不用的治療方法。中醫上把頭看作是「諸陽之會」，五臟六腑之氣血精華最後都要上注到頭，所以頭痛是個大概念，和五臟六腑都有關係。如果你去中醫院看病，醫生一定會問清你到底是哪個部位疼？是前額疼，還是後腦勺疼，還是兩邊疼，或是偏頭痛？問清楚具體部位了，就知道是哪條經脈的問題了。巔頂這個位置，主要是肝經，肝經的全稱是足厥陰肝經，所以巔頂頭痛也叫厥陰頭痛。這種頭痛主要是由於寒氣進入肝經引起的，肝寒上犯巔頂，就會引起頭痛。也會跑到脾胃去，所以發作的時候可能還伴有噁心、乾嘔、吐清水的症狀。

那麼該怎麼治療呢？金代醫書《蘭室秘藏．頭痛門》說：「厥陰頭項痛，或吐痰沫，厥冷，其脈浮緩，吳茱萸湯主之。」張仲景的《傷寒論》也說：「乾嘔，吐涎沫，頭痛者，吳茱萸湯主之。」吳茱萸湯是治療厥陰頭痛的一個很經典的方子，最早出自《傷寒論》，吳茱萸、人參、大棗、生薑四味組成，現在我們一般用黨參代替人參。取吳茱萸九克，生薑十八克，黨參九克，大棗四枚，加水一升，煮取四百毫升，去渣溫服，每次一百毫升，每日三次。

吳茱萸湯這味藥，主要就是用於肝寒所引起的毛病，除了頭痛，寒氣影響到脾胃所引起的噁心、乾嘔，吳茱萸湯也是對症。我們先來看吳茱萸這味藥，這是一味溫性的藥，而且通肝經，所以能驅走肝經裡的寒氣。這個藥還走脾胃，也能驅散脾胃的寒氣。生薑的作用主要是止嘔吐，醫家把它稱作「嘔家之聖藥」，能夠溫胃散寒，但生薑的溫性和吳茱萸相比就比較弱了，吳茱萸是性子比較烈的一味藥，生薑則「溫通」，所以在一定程度上可以緩和吳茱萸的烈性。大棗和黨參能補氣養血，都是很傳統的補益藥，合用起來藥效更好。

巔頂頭痛還有一個特別明顯的特點，就是痛起來「煩躁欲死」，歷代本草一般也會把這個症狀加進去，作為吳茱萸湯的一個對症。當你身體裡陰寒之氣盛的時候，陽氣相對就少，無以抗衡，就會起「內訌」，在體內爭擾不斷，人就會心煩，還不是一般的煩，站也不是坐也不是，待不住，煩得直想撞牆。

有一位張女士就是這樣，她患了巔頂頭痛十年，時好時壞，吃了好多藥都治不徹底。夏天在室外乘涼的時候又受了風寒，頭痛加劇，「痛欲撞牆」，還手腳冰冷，噁心，吐清水，於是去看了中醫。被診斷為厥陰頭痛，開了吳茱萸湯，吃了二劑，疼痛就緩解了，六劑之後，她終於告別了困擾多年的頭痛。

現代藥理也證明，吳茱萸湯具有調節腸胃蠕動、鎮痛、鎮吐的作用。隨著現代醫學對吳茱萸湯的深入研究，它的應用範圍擴大了不少。對於女性來講，寒氣所引起的問題，痛經可能是最為普遍的，空調吹多了，冷飲喝多了，在體內積累起寒氣也會引起痛經，這時候喝吳茱萸湯也是很好的。

除了湯藥，有個簡單的穴位療法也能起到緩解頭痛的效果。在人頭頂正中央的位置，有個百會穴，按壓這個穴位能緩解頭痛。《會元針灸學》說：「百會者，五臟六腑奇經三陽百脈之所會，故名百會。」這個穴位有個特別重要的作用就是降肝經的寒氣，當你按壓這個穴位的時候，本來往上走的寒氣就會往下走，所以對巔頂頭痛有治療作用。具體手法我們可採用叩擊法。用右手空心掌輕輕扣擊百會穴，不僅氣會下去，還能活血通絡。其他類型的頭痛，比如休息不好、失眠引起的頭痛，叩擊百會也能夠緩解。

百會穴的四周還有一些穴位，按摩的時候也可以加進去。前頂穴在百會穴前一．五寸的位置，後頂穴在百會穴後一．五寸，另外還有四神聰穴，在百會穴前、後、左、右各一寸的位置，這些都是治療巔頂頭痛的重要穴位。按摩頭部穴位的時候，還可加上足背一個疏肝的穴位——太衝穴（參考二六七頁），這個也是著名的「消氣穴」，前面我們有講到，具體位置在第一蹠骨間隙的後方凹陷處。

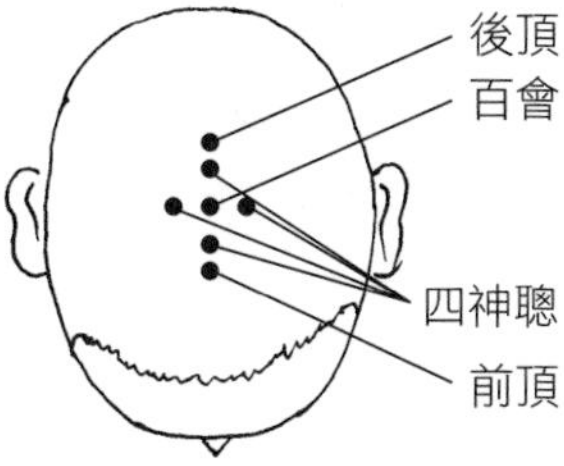

百會穴、前頂穴、後頂穴、四神聰穴

巔頂頭痛的問題出在肝經，肝腎陰虛也可能是一個原因。陰虛，陽氣就會多出來，沒有足夠的陰氣和它抗衡了，就會往上竄，一直竄到頭頂。如果是這種情況，降寒氣的辦法肯定行不通了，可以吃些滋補肝腎、降火平肝的食物，肝腎養好了，陰陽協調，頭痛肯定不再發作。總之，到底是何種原因，我們還得辨證施藥。

第九章

怎樣養肝最健康？

女人「保肝」高招

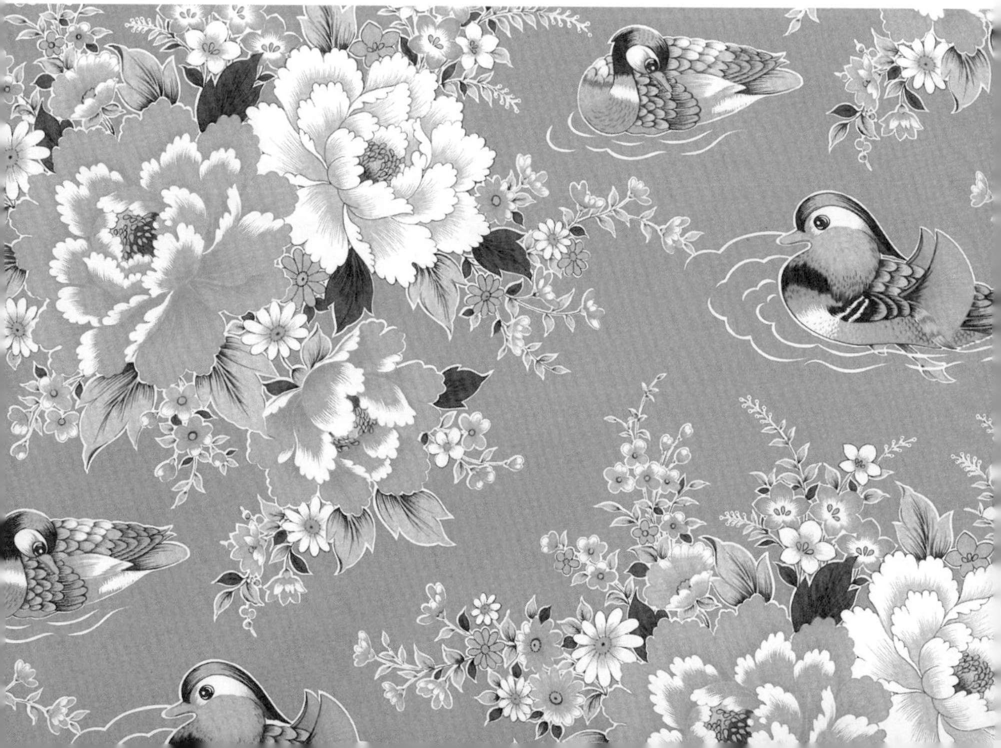

生活中，人們多會將重要的人或者物稱為「心肝寶貝」。但就養生而言，卻很少有人從肝臟的角度出發予以關注。儘管肝不是用來專門消化美食的，但卻跟我們的食物有密切的關係。養肝護肝該吃點什麼呢？五彩繽紛，就色彩而言，青入肝，所以養肝要多吃青色食品；五味俱全，就味道而言，要多吃酸性食物；以臟補臟，就葷素搭配而言，要多吃同類的臟器食物等。本章給大家介紹的，正是這些「提綱挈領」、「授人以漁」的養生方。

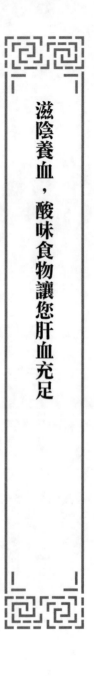

滋陰養血，酸味食物讓您肝血充足

人懷孕的時候特別喜歡吃酸味的東西，中國有句古話叫「酸兒辣女」，就是說如果你懷的是男孩，就特別喜歡吃酸，如果懷的是女孩，就喜歡吃辣。其實從中醫角度講，這句話是不對的，懷孕是會使一個人的飲食口味發生變化，但是和生兒生女沒有關係，而是和孕婦的五臟有關係。人體是非常聰明的，缺什麼，就特別想吃什麼。我們都知道懷孕是很耗氣血的，母體內的大量氣血都用來滋養胎兒了，往往就會氣血不足，而肝是用來造血的，所以很多孕婦就會有肝陰虛的情況，這個時候多吃點酸，可以補充肝血，滋養肝陰。

中國人特別講究吃，「民以食為天」，天上飛的，地上跑的，水裡游的，樹上長的，地底埋的，無一不可入食。但不論食物品種如何多樣，也逃不過酸、苦、甘、辛、鹹這五味，這是古人對食物千滋百味的深刻總結。其實還有淡味和澀味這兩類，淡味是包括在甘中的，所以古人所謂的甘不僅僅指甜味，而澀味是包括在酸裡的。關於澀味，清代醫學家楊時泰是這麼說的：「澀者，陽中之陰。未能大暢以和其陽也。」什麼意思呢？就比如說柿子，柿子的生長期大多在夏季，要是初秋買回柿子，往往都會放一放再吃，因為那時候柿子澀味特別重，咬一口舌頭都發澀，因為初秋的時候陽氣漸衰，陰氣漸生，柿子在「陽中之陰」，就主要表現為澀味。到了深秋就不一樣了，這時陰陽平衡，澀味「大暢以和其陽」，柿子就變甜了。

根據中醫五行理論，肝屬木，酸屬木，酸味養肝。

養肝主要是指滋肝陰、養肝血，只有肝血充足了，肝臟的生理功能才能正常發揮，女性才能氣色紅潤、月經正常，如果肝血空虛，氣血虛弱，就可能出現月經不調、痛經、月經量少或有血塊的症狀。這時適當多吃些酸味食物，就能達到調理肝臟、養肝的作用。

說到酸味食物，食醋就特別好，從中醫角度看，食醋有很大的藥用價值和保健價值，李時珍在《本草綱目》中就說：「醋可消腫痛，散水氣，殺邪毒，理諸藥。」清代的《隨息居飲食譜》把醋的保健功效歸納為開胃、養肝、強筋、暖骨、醒酒、消食、下氣辟邪，解諸毒。喝酒傷肝，要是喝多了，一小杯醋下去，既醒酒又護肝。我們平常的一些小毛病醋也能解決，比如打嗝，中醫上叫「呃逆」，喝一小杯醋，能迅速止住打嗝；便秘的人每天喝些醋開水，可緩解大便困難；要是暈車，出發前喝點醋，也能有效緩解暈車的症狀。女性心思細膩，感情比較豐富，想得比較多，有心結解不開，就會憂思傷肝，造成肝鬱氣滯，有的人就會肝疼，這時候喝些食醋，能有效緩解肝痛，可用食醋四十毫升，加柴胡粉十克沖服。

吃酸養肝，還要看季節，什麼季節最好呢？秋季。根據中醫五行思想，秋屬金，肺也屬金，秋天的時候肺氣旺盛，在五行相生相剋的觀念裡，金剋木，肝是屬木的，那麼為了防止肺氣旺盛的時候肝木被剋，就得加強肝的「抵抗力」。所以在秋天裡，就要適當的多吃酸的，少吃辛辣的，這樣才能護養好肝氣，調理好肝血。再有一個，中醫什麼都講究陰陽平衡，水火平衡，如果陰陽不協調了，身體肯定會出毛病。五味其實也分陰陽，酸、苦、鹹為陰，甘、辛為陽。我們五臟也是陰陽水火的平衡，比如肝，是分肝陰和肝陽的，補肝不能亂補，如果補不恰時是沒有效力的。《養老奉親書》講四時養生時就提到「當春之時，其飲食之味，宜減酸益甘，以養脾氣」、「當秋之時，其飲食之味，宜減辛增酸，以養肝氣」。春天，大自然的陽氣都在生發，人體順應自然，就要吃一些助肝陽升發的食物，而秋天呢，陽氣是收斂的，就要吃一些補肝陰的食物，酸味補的就是肝陰。秋天，萬物凋敝，人容易傷感，生性感性的女人就更容易產生悲傷難過的情緒了，「季秋之後，水冷草枯，多發宿患」，這時候就更容易傷肝，產生肝陰不足。肝陰不足，相對的，肝陽就會旺盛，這時候如果還吃一些升發肝陽的食物，就如同抱薪救火，非但救不了火還越燒越旺，所以要吃些酸的，補了肝陰也就瀉了肝火。

夏季也適合吃酸，人一到夏天，酷暑難當，就沒有食慾，這時候吃點酸的，還有開胃消食的作用，《世說新語》裡望梅止渴的典故就是個例子。夏季出汗多，酸味食物還有止汗的功效，白芍就是一種酸味藥，張仲景有個名方桂枝湯，是治療自汗盜汗的常用方，裡面就用到了白芍。

什麼酸味食物比較適合夏秋季來養肝呢？除了上面提到的食醋，山楂也是不錯的選擇，可以製成山楂飲，用山楂片二十五克，白糖適量。用山楂片煎水，然後去渣，加入白糖。或者將山楂放在杯子裡，倒入開水沖泡，再加入適量白糖，平常當茶喝，既養肝又健脾消食。再介紹一款山楂養肝蜜，女性行血調經，喝這個非常好，能補肝益腎，活血化瘀。要用到山楂、枸杞和丹參，把枸杞和丹參分別用清水浸泡二小時，撈出瀝乾水分，把這三樣一同放入鍋中，加適量清水，大火燒開，再加入適量蜂蜜，小火煎煮至黏稠即可。《本草經疏》說枸杞為「肝腎真陰不足，勞乏內熱補益之要藥」，既益腎精，又補肝血，還有肝臟的「維修工具」之稱，也是一種典型的酸味食物。另外，《黃帝內經》裡說：「味過於酸，肝氣以津，脾氣乃絕。」所以養肝食酸，要適量而行，如果過度，那就無益反而有害了。

肝氣不順，雅酒養肝疏肝鬱

中國的酒文化源遠流長，曹操在《短歌行》中就吟唱：「何以解憂，唯有杜康。」要問古人有沒有不飲酒的，那是大有人在，要問古代文人有沒有不飲酒的，估計就屈指可數了。連李清照那樣的弱女子都唱出了「東籬把酒黃昏後，有暗香盈袖」之句，更別說堂堂七尺男兒了。現在人們飲酒，講究熱鬧，講究助興，「有緣無緣，大家來作伙，燒酒飲一杯，乎乾啦，乎乾啦」，喜歡狂飲、暢飲。在古代可不是這樣，古人把飲酒當做一種雅趣，一種養生保健的方法，而且古代酒的度數可不比現在，都是很低的，你別看李白「痛飲狂歌醒複醉」、「舉杯邀明月，鬥酒詩百篇」，其實酒量根本就不怎麼樣。古人飲酒養生，最養哪裡呢？就是肝臟。我們現在都知道喝酒傷肝，是因為喝的是「害酒」，古人喝「雅酒」，那對五臟六腑都是有好處的。

在說到怎樣喝雅酒之前，我們先來看看酒為什麼能養肝。肝主疏泄，喜條達惡抑鬱，肝氣順暢，肝的各項功能就正常，肝氣瘀堵，就百病叢生。氣推動著血液運行，所以女人的月經來潮，就和肝的疏泄功能有關。酒一般來說都是性溫味辛的，一般性溫味辛的食物都能升發肝陽、疏解肝鬱。肝鬱就是肝氣不順，氣被堵住了，用溫性的東西給它溫化一下，就能散化瘀堵的肝氣。肝氣順了，氣血也就順暢。再有，辛味有發散的作用，能行氣活血。初春，氣候還沒有完全暖和起來，還留有冬日的寒氣，春主升發，肝與春相應，也要快快升發起陽氣。有些肝不好的女性，肝陽難以升發，就會把一些寒氣留在體內，日子久了可能就會得一些月經病，或是眼睛不舒服，因為「肝受血而能視」，眼睛的問題常與肝有關。酒的溫性一方面能驅散體內的寒氣，一方面也能助肝陽升發，保健肝臟。

當然了，酒喝下去布遍於人體，還能夠疏通經脈。酒是由穀物精華釀造而成的，所以還能補益腸胃。《博物志》裡就有這麼一個故事：「王肅、張衡、馬均三人冒霧晨行。一人飲酒，一人飲食，一人空腹；空腹者死，飽食者病，飲酒者健。」吃飽肚子的人倒不如飲酒者，文中說這是因為「酒勢辟惡，勝於作食之效也」，酒辟惡逐穢，就和酒為穀物之精華分不開。古人說「酒為諸藥之長」，我們看中醫的許多藥方裡，都要求「調酒服」或是「以酒浸之」，就是因為酒能行藥勢，可以幫助藥物外達於表或上至於顛，促進藥效發揮。

但是喝酒也不能亂喝，要喝「雅酒」不能喝「害酒」，究竟怎樣喝酒才能養肝呢？

第一，喝酒不可過量。宋代邵雍有首詩叫《善飲酒吟》，裡面寫到：「人不善飲酒，唯喜飲之多。人或善飲酒，唯喜飲之和。」「和」就是適度的意思，不會喝酒的人只知道喝得越多越好，會喝酒的人知道喝酒要適度，才能有養生保健的效力。現在很多人就「不善飲酒」，一碰杯，「乾了！」一會兒工夫就好幾杯酒下肚了。不僅無法養肝，反而會傷了肝。我們一般都覺得男人比女人酒量好，其實不是這樣的。女性每月的行經主要靠肝來疏泄，肝可以幫助女性透過月經把一部分酒疏泄下去，而男人就沒有這條疏泄管道了。

第二，喝酒要喝溫的。以前人們喝酒都會把酒燙一下再喝，現代人喜歡喝冰鎮的，殊不知喝下去爽快，卻也傷了脾胃。但也不能喝太熱的，溫上加熱，對肺有害，也會喪失酒香。清人徐文弼就特別提倡溫飲，他說酒「最宜溫服」、「熱飲傷肺」、「冷飲傷脾」；元人賈銘也說：「凡飲酒，宜溫不宜熱」，認為「飲冷酒成手戰」，

「手戰」就是手顫抖，《紅樓夢》裡林黛玉就提醒賈寶玉喝酒要喝燙過的，否則冬天寫字手會哆嗦。

第三，喝酒要看心情。如果你正在氣頭上，或正傷心，最好別喝酒。我們經常看到人以酒消愁，覺得「一醉解千愁」，其實有時酒不但解不了愁，還會愁上添愁。人在悲怒的時候本來就肝氣上逆，得把氣壓下去，這時候還喝酒，就無異於火上澆油了。所以你看現在的人喝醉酒，喝的腦袋都糊塗了，說話都說不清楚，路也走不穩，可古代那些詩人喝完酒卻神采飛揚，還能吟詩作畫。全是因為他們是在遊覽觀光、朋友聚會中飲酒，伴著溪水，倚著樓臺，飲完心情更加舒暢。

第四，喝酒還要看時間。尤其臨睡之前不要喝。《本草綱目》就說：「人知戒早飲，而不知夜飲更甚。既醉且飽，睡而就枕，熱擁傷心傷目。夜氣收斂，酒以發之，亂其清明，勞其脾胃，停濕生瘡，動火助欲，因而致病者多矣。」就是說夜裡氣都是收斂的，所飲之酒不能發散，溫化為熱，就會傷害身體。

第五，喝酒要輕酌慢飲。女人要做雅女人，酒也要喝得雅。《呂氏春秋》說：「凡養生……飲必小咽，端直無戾。」《調鼎集》也說酒「忌速飲流飲」。喝酒太急的話會損傷腸胃和肺，而且「粗速無品」，還品不出味道來。另外，也要注意喝酒不要空腹，不要混飲。萬一「喝多了」，用些簡單的解救方法解酒，比如喝點醋，喝點白蘿蔔汁、甘蔗汁，或鮮橙汁，都能達到解酒效果。

有人要問了，酒有那麼多種，什麼酒最養肝？中醫認為，果酒最好。果酒酒精含量低，而且用野生水果釀製而成，很多水果都是具有藥用價值的，對人體有好處。果酒都有哪些呢？比如大家都熟悉的葡萄酒，補血益氣，女人喝最好，還有像通氣活血的楊梅酒、祛風除濕的櫻桃酒、滋陰補血的桑葚酒等等。最後教大家一個簡單的方法製作桑葚酒，桑葚補肝益腎，能滋陰養血、通氣血、利五臟，女性朋友們多吃點桑葚，還有養顏、抗衰老的功效。桑葚要用新鮮乾燥無汁液滲出的，按一比二的比例與白酒調配，再加入冰糖一百克或蜂蜜二百五十克，這個可依個人口味加減。用玻璃瓶或陶罐密封二至三個月，喝的時候用紗布濾渣就可以了。

肝喜青色，綠色蔬菜疏肝理氣

平時愛吃韓式料理的人肯定都知道石鍋拌飯，各種顏色的蔬菜擺在飯上，看上去鮮亮鮮亮的，很有食慾。韓國泡菜也是如此，別看它只是泡菜，其實五色俱全，白色為白菜，綠色為配料中的大蔥，紅色為辣椒醬，黃色為白菜心，黑色為蝦醬。韓國講究的「五色飲食」就是源於中醫上的「五色入五臟」之說，青色入肝，紅色入心，白色入肺，黃色入脾，黑色入腎。中國食品講究色香味俱全，把色放在第一位，可見古人對食物顏色的重視，食物顏色豐富不僅給人視覺上的享受，還意味著食物搭配周到、營養均衡。食物的顏色和功效之間，有很多微妙的聯繫。青色入肝，多吃些青色的食物，對肝臟有好處。

青色到底是什麼色呢？有人說是藍色，有人說是綠色，還有人說是介於藍和綠之間的一種顏色，比較模糊。《說文》是這樣解釋的：「青，東方色也」，《黃帝內經》裡也說：「東方青色，入通於肝。」東方代表著萬物的初始，代表著植物的生機、生長，我們應該把青色看作是草木剛剛生長的顏色，所以在飲食中就要求我們多吃新鮮的青綠色蔬菜。《脈訣乳海・肝臟歌》有「肝臟應春陽，連枝膽共房，色青形象木，位列在東方」之句，意思就是說，肝臟屬春，應春之陽氣，屬木，象徵著東方，而青色即是東方之色，所以青色和肝是相通的。

我們知道中醫上有望診，望什麼呢？一個是望神，也就是觀察病人的精神好壞；一個是望色，也就是觀察皮膚的顏色，這「色」就是指五色了。青色主寒、主痛、主瘀、主驚風。如果一個人臉色發青，往往說明他氣血不通，經脈瘀滯，是肝沒有正常發揮藏血的功能造成的。比如我們晚上要是睡得不好，第二天早上就臉色發青，就是肝沒有藏好血造成的。氣血運行不暢，血液就會瘀阻經脈，「不通則痛」，造成一些痛症，比如就經常用「疼得臉色發青」形容一個人疼得劇烈。

西方研究者做過一個很有趣的實驗，給小白鼠餵新鮮的綠色蔬菜或直接從植物中提取的葉綠素，小白鼠血中的紅細胞立即就增多了。這是什麼道理呢？其實綠色植物中的葉綠素就相當於植物的血液。吃了植物的血液，從「以形補形」的角度看，就等於是補了血，對肝臟是很好的。血液需要氣的推動才能運行，如果血不夠氣有餘，肝氣就容易鬱結，人就容易生氣。血液充足，肝臟才能將自己保養得很好。脾氣較大的女性朋友，平時多吃點綠色蔬菜，比如青皮蘿蔔、芹菜、萵筍、菠菜、綠豆等，能起到降肝火、疏肝氣的作用。

下面就向大家介紹一款養肝菠菜粥，要用菠菜五十克，粳米二百克，食鹽適量。先將菠菜洗淨，在沸水中燙一下，切成段，再將粳米淘淨放入鍋中，加清水適量熬粥，等熬至粳米熟時，放入菠菜，繼續熬至成粥，最後加入食鹽和味精即可。粳米養脾胃，有養五臟、壯氣力的功效，而菠菜則是最好的養肝蔬菜，《本草綱目》稱它「通血脈，開胸膈，下氣調中，止渴潤燥，根尤良」，菠菜性涼，能潤燥，正好能清除肝內的燥火；中醫常講「怒則氣上」，菠菜能下氣，於是可疏解肝鬱、降火氣。菠菜我們一年四季都可吃到，但最有養生價值的還是春天時的小菠菜，春天更是肝火旺、需要滋陰養肝的季節，多吃點菠菜對肝特別好。

春天也是吃薺菜的最佳時節，俗話說「三月三，薺菜是靈丹」，薺菜有清肝明目、涼血止血之效，廣泛適用於各種出血，女性月經過多就可常吃薺菜。《本草綱目》說：「薺菜粥，明目利肝。」這薺菜粥做起來很簡單，用薺菜一百克，粳米六十克，食鹽、麻油少許。先將薺菜除雜質，洗淨，切碎，加食鹽少許拌勻。再將粳米淘淨放入鍋中，加適量清水，旺火燒開十分鐘後，倒入薺菜末，再煮開五分鐘，淋上麻油即可。不僅養肝，這還是古代醫家治療肝病的名方。

其實五色入五臟，它的應用範圍很廣。中醫用不同顏色的食物來補益人體的各個器官。練習氣功還有這麼個說法，你哪裡有病，就想像對應的顏色，能提高氣功治療的效果，比如肝膽有病，就常想青色。西方還有個很神奇的「顏色療法」。就拿青色來說，青色能使人安定，把人從紅色房間轉移到藍色房間，人的體溫會下降。醫院裡也有深淺層次各異的藍色和綠色，這樣常常使病人安靜，有助康復。我們平時多看看綠色植物，也不失為一種對肝的保養方法。

女人有淚要輕彈，哭泣能疏肝止怒

有一類女人愛哭，遇上大事小事總得哭一場，和別人吵架了，吵不過幾句就嗚嗚的哭了起來。遇上難過的事，眼淚總也流個不停，哭成個淚人。還有一類女人不愛哭，喜歡忍著，覺得不哭是種堅強，眼淚被人看見了多丟面子，而且哭花了臉的樣子實在難看。但為了健康著想，在這裡要奉勸第二種女人，你哭出來吧，流眼淚是在養肝呢！

哭也能養肝嗎？那當然了，你有沒有覺得哭過之後就好像心結一下解開了，心裡舒服不少？這就是因為你透過哭疏泄了鬱結的肝氣。假如你之前處在「怒」的狀態，這時候肝火旺，肝氣鬱結，急需一個發洩的力量把肝氣疏通開，哭出來了，就等於是一種發洩。人的感情就像一條大壩，只能承載一定的水量，人如果憤怒或者悲痛，就好比水量超過大壩的限度了，這時候一定要洩洪，而不是想方設法再把水給堵回去。有人喜歡生悶氣，什麼也不說，久而久之就會造成精神抑鬱，還會覺得胸中很憋悶，好像有東西堵住似的，其實就是被沒疏泄的悶氣給憋的。大壩的水位超過了但不洩洪，大壩就失去功能了，肝也是如此，長久這樣下去就會得一些肝經上的疾病，女性最常見的就是乳腺方面的病，比如乳腺增生和乳腺炎。女人「喜怒而多火」，所以女人更需要哭，也更愛哭。男人就不一樣了，「男兒有淚不輕彈」，男人平均壽命比女人短，就是因為男人生氣難過都喜歡憋著，長期下去就憋出病來了。

《黃帝內經》裡把肝比作「將軍之官」，就是說肝主謀慮，要「運籌帷幄之中，決勝千里之外」，那為何要比作一個武官而非一個文官呢？文官不能舞刀動槍，要講究「內在美」，將軍就不同了，要講究「外在勇」，能騎馬馳騁千里，顯示出暢達、升騰的激情，這就和肝特別像，肝要是講究起「內在」，就必然鬱結生病，所以必須要抒發出來，肝氣順暢了才健康。《醫門法律》說「怒動於心則肝應」，人怒的時候最傷肝，為什麼一哭就好了呢？其實這來源於中醫裡的情志相勝理論，「怒傷肝，悲化之」，悲傷是可以治怒的。悲傷了我們就會哭，中醫裡把人發出的聲音分為「呼、笑、歌、哭、呻」五聲，分別對應五臟，哭對應的是肺。人哭的時候，肺氣會旺盛，肺屬金，肝屬木，而金剋木，旺盛的肺氣就會把肝氣給平下去了，肺氣平和了，怒氣也就沒了。所以還要特別給男同志們一個勸告，和女朋友吵架了，千萬別吵完就走，先把她氣哭再走！

古代醫家十分善於用這種方法給人治病，《筠齋漫錄》裡就記載了這樣一個故事，說有一個叫楊賁亨的人「善以意治病」，一天一名「患內障，性暴多怒」的病人來找他，說他的眼疾怎麼也治不好，因服藥過多，毒已經下注到腿部了，旦夕間可能毒發身亡。楊賁亨於是讓他「以毒發為悲」，過了段時間，那人的眼疾竟然好了。這位醫生採取的就是以悲治怒的方法，誘使他產生悲傷的情緒，就有效地克制了怒。

我們經常聽說流眼淚是在給肝排毒，沒錯，如果你忍著不哭，就相當於在給肝下毒。美國人曾經做過這麼一個實驗，把玻璃試管插在放有冰水的容器中，收集人們在不同的情緒狀態下呼出的氣水。結果顯示，當人心平氣和時，呼出的氣溶於水後是澄澈透明的，悲傷時水中有白色沉澱，發怒時水中有紫色沉澱。把有紫色沉澱的氣水注射到小白鼠身上，幾分鐘後小白鼠就死了，可見人發怒時真的會產生毒素。這些毒素積累在身體裡肯定會對健康造成隱患，你一哭，毒就能透過眼淚排出來了。

《素問．舉痛論》也說：「怒則氣上，喜則氣緩，悲則氣消，恐則氣下。」我們瞭解到這個道理，就要合理調節自己的情緒，不要生悶氣，儘量哭出來，哭不出來就想些難過的事情，或是找個人發洩一通。當然了，哭得太多也不好，一個是會傷到肺，肺主皮毛，皮膚也會變得不好；一個是肝氣疏泄過度，會引起頭暈、頭痛和失眠。所以女性朋友們也不要整天哭哭啼啼或是大聲哭叫，要懂得有放有收。

腎精化血，補腎養肝月經可調

說到養肝，肯定很多女性朋友都知道養肝和月經緊密相關。月經是一個特別好的「晴雨錶」，身體上的很多症狀和不適都可以從月經上看出來，如果最近心情不好，月經也會產生相應的變化。女性氣血化為月經，肝主血海，負責貯藏血液和調節血液流量，所以月經每月的定時來潮和肝息息相關。簡言之，肝臟是月經的「管理者」，那麼誰是「製造者」呢？是腎。《傅青主女科》說「經水出諸腎」，指出了腎是月經的源頭。所以有些女性得月經病，得肝腎同補，只補了肝而不管腎，就好比一條污濁的河，只把下游清理了，上游還是髒的，就和沒清一樣。

月經古人也叫「月水」，《醫學正傳》說：「月水全賴腎水施化，腎水既乏，則經血日以乾枯。」腎藏精，精化血，經血由腎精所化，儲存在肝裡，下注到衝任，最後形成月經。所以說，腎精充盛，血海盈滿，月經就正常，反之就可能量少甚至閉經。所以女性調經，往往從腎補起。補腎能達到養肝的作用。從中醫五行觀點來看，肝和腎是相生的關係。肝屬木，腎屬水，水能生木，腎在人體中位於肝臟之下，大家把肝想像成一棵樹，腎水就是腎陰，水在下面滋養著它，這棵樹才能枝繁葉茂，如果腎陰不足了，樹沒有充足的水來滋養，就會乾枯生病，叫「水不涵木」。女性朋友如果肝陰不足，先看看問題是不是出在腎上，怎麼判斷呢？如果常常覺得腰膝酸軟，手心足心發熱，胸口也發熱，或是出現盜汗、月經量變少，就可能是腎陰不足了，這時候就要從補腎著手來養肝，這在中醫上叫「滋水涵木」法。

為什麼對肝臟的滋養要稱「涵」呢？《說文》裡對「涵」字的解釋是「水澤多也」，也就是給肝木多澆水。另外還有一個意思，就是包容、收斂。就如我們平時說一個人有涵養，是指這個人的包容心強，很大度，品德好。肝主疏泄，腎主閉藏，腎氣閉藏可制肝氣疏泄太過。肝就像一個特別容易浮躁的孩子，有了腎水的灌注才能維持平和、舒暢的狀態，不然就總惹麻煩、闖禍，腎作為母親，得去包容它、收斂它的燥性，肝才會好好的成長。

另外，腎和女人一生的生理機能也息息相關。女子以七年為一個生理週期，《素問・上古天真論》裡就講到，女人七歲的時候腎氣就開始盛起來了，開始長牙，頭髮也變黑，之前都是「黃毛丫頭」；十四歲時開始有月經，具備生育能力了；二十一歲時腎精在身體裡平均分佈，身體達到一個高峰狀態，會長出智齒；這個高峰狀態會持續到二十八歲，所以女人最好在二十八歲之前生育，不僅孩子會很健壯，對母親的身體也很好。女人三十五的時候「陰陽脈衰」，身體就開始走下坡路了，皮膚明顯變差，會出現皺紋；四十九歲女子腎精不足，「行壞而無子」，無法再生育了，所以女人進入更年期後，就特別容易出現腎虛、血虛的情況。老年人一般都有耳背、老花眼的毛病，其實就和肝腎精氣虧損、氣血衰微有關。

腎氣就是腎之精氣，腎精有先天之精和後天之精，先天之精是得之於父母的，後天之精來自於五穀精華，是我們進食得到的。先天之精的量是一定的，用完了就沒了，能補的只有後天之精，就是透過飲食來補。我們平時可以多吃點山藥、干貝、鱸魚、栗子、何首烏之類的食物，這些都能補腎。

說到補腎養肝，不能不提枸杞子。枸杞子既入肝經又入腎經，是補腎養肝的上選。教大家一道枸杞蒸蛋，用枸杞子二十克，雞蛋二只，把枸杞子洗乾淨，用清水浸泡二十分鐘，放入碗中，再將雞蛋打入，調勻，入蒸鍋內蒸熟即可。別看這小小的枸杞子平凡無奇，其實滋補的作用很大，尤其是陰虛的人和老年人，枸杞不僅能治一些肝腎陰虛的病，還有延緩衰老的效果。歷代醫家都特別重視用枸杞養生，喜歡喝枸杞酒，東晉時的葛洪活了八十歲，南朝梁時的陶弘景活了八十歲，唐朝時的孫思邈活了一百零一歲，他們都喜歡喝枸杞酒。民間有稱枸杞子為「卻老子」的，就是因為它有延緩衰老的作用。

據《太平聖惠方》載，常食枸杞能「令人好顏色，年如十五六時」，民間還有這麼個傳說，一使者外出看見一名年似十五、六歲的年輕女子，拿著棒槌在訓斥一名看起來有八、九十歲的老太婆，便上前勸阻，並問她老人是她什麼人，為何要動手打她。女子說：「她是我的曾孫女，因為不肯服防衰老的藥，以致未老先衰，我才要責罰她。」使者大驚，便追問道：「你今年多大歲數？怎麼會有這麼老的曾孫女？」女子回答：「我今年已經三百七十二歲了。」使者又問她有吃什麼長壽的良藥，她回答：「良藥乃枸杞。」當然傳說只是傳說，不過也足可見枸杞延緩衰老的功力之強了。清末有個叫李青雲的醫者，據說活了二百五十六歲，從康熙到民國，是世界著名的長壽老人。不過他的實際年紀後來也被學者質疑，經各方面考證，他實際活了一百九十七歲。他稱自己的長壽秘訣有三：長期食素，保持內心平靜，常年飲枸杞茶。西方現代醫學則發現，枸杞中的某些成分可促進肝細胞新生，對腦細胞和內分泌腺有刺激作用，還能增強荷爾蒙的分泌，清除血中積存的毒素，所以愛美的女性朋友常吃枸杞，不僅對腎和肝有好處，還有美容的功效。但因為枸杞溫熱的作用相當強，如果正在發燒感冒、身體有炎症、腹瀉，就最好不要服用。

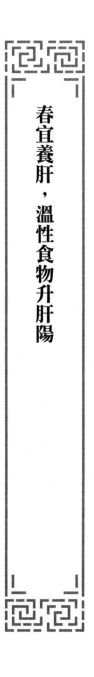

春宜養肝，溫性食物升肝陽

《黃帝內經》裡說：「春三月，此謂發陳。天地俱生，萬物以榮。」春天，氣溫回升，萬物從蟄伏狀態中甦醒過來，一派生機盎然。這時候大自然由陰轉陽，人體順應自然，也要跟著由陰轉陽，如果跟不上大自然的腳步，身體可要受罪了。比如很多人會春睏，一到春天，總是懶洋洋的，特別好睡，還容易累，這就是因為在季節、陰陽交替之間，身體無法適應這種變化而產生的生理反應。所以為了和大自然協調一致，做到「天人合一」，我們還得保養好自己的五臟，準確來說，就是養好肝。

養肝之計在於春，這是因為根據中醫五行思想，「肝屬木，木遇春而旺，與春令生發之陽氣相應」。木主生長、升發，所以在春季裡，陽氣呈升發的狀態，肝與之相應，也得升發肝陽才行。《素問．四氣調神大論》說：「逆春氣則少陽不生，肝氣內變。」逆春氣就是指違背了春主升發的規律。什麼是少陽呢？春天氣候由冷轉暖，但又沒那麼熱，是很溫和的，「春意融融」指的就是氣候溫和、平和，這就是少陽。那麼夏天，天氣炎熱，就是太陽。這句話就是說如果春天不好好養生，肝氣就沒法好好升發，就要鬱結生病。

從肝的功能上來講，肝藏血，主疏泄，就好比一個快遞公司，得去接收貨物，再集中起來，輸送出去，肝管的就是這些。首先，先得有血液，血液從哪兒來呢？《靈樞·決氣》有云：「中焦受氣取汁，變化而赤，是謂血。」意思就是飲食在脾胃的作用下化為水穀精微，注於肺部，變為血；再有一個，來源於腎，「腎藏精，精者，血之所成也」。有了血液，肝就負責調節，把它轉運給身體所需的各個部位，這就是肝主疏泄。肝血充足，人就精力旺盛，肝血不足，人就精神萎靡。春天一到，萬物復甦，氣溫上升，人的活動也增多了，肝臟自身為了適應這個變化，陽氣也處在升發的狀態，然而因為冬天剛過，尤其是早春，還有冬日的餘寒，它的升發可能沒那麼理想，這時候適量吃多些溫性的食物，就可以助長、充實體內的陽氣。再有，《神農本草經》裡提到，「療寒以熱藥，療熱以寒藥」，如果體內尚有寒氣的話，溫性食物還能幫助驅寒。

但大家要注意，這裡說的溫性食物是指性溫味辛的食物，比如韭菜、大蒜、洋蔥、山芋、大頭菜、芥菜、香菜、生薑一類，而非溫熱食物。冬天常吃的羊肉就是溫熱的，春天本來肝氣就旺，再吃溫熱的就會肝火上炎，越燒越大了。我們要做的是給肝陽一個推動作用，讓它快快升發起來，可不是給它加火。

說了這麼多，有哪些好方法可以助肝陽升發呢？給大家介紹一道韭菜生薑牛奶。要用到韭菜五百克，生薑三十克，牛奶二百五十毫升。將韭菜洗淨、切碎，生薑刮皮洗淨，將韭菜和生薑一同放入絞汁機中絞汁，取出汁液，放入鍋中，加入牛奶，小火煮開即可食用。最好每日早晚各一次，飯後一小時食用。韭菜和生薑都是辛溫的食物，韭菜有溫補肝腎，助陽固精的作用，還有「起陽草」之稱，李時珍說它「生則辛而散血，熟則甘而補中，乃肝之菜也」。古人常用韭菜治療一些婦科病，比如白帶異常、血崩、子宮脫垂、孕吐、產後血暈等。生薑性溫味辛大家都有經驗，常用來治療風寒感冒，味辛能發散風寒，性溫又有溫中的作用。

另外，春季除了要吃些溫辛食物助肝陽升發，同時也要避免肝火過旺。有些人一到春天就有頭痛的毛病，就和肝火旺有關。春天肝陽盛，使人本能地向外疏泄情緒，人就表現出脾氣暴躁，容易憤怒。肝經的循行部位是頭的兩側，肝火太旺，就可能引起偏頭痛或兩側頭痛。在情緒不穩定時頭痛會加劇，常感覺兩側血管一蹦一蹦地痛。此外，透過飲食調養臟腑的同時也別忘了養心。春光明媚之時不如去郊外走走，給心放個假，流連春光的同時也放鬆了身心。古人說「去憂莫若樂」，《壽親養老新書》裡載有「十樂」：讀書義理、學法帖字、澄心靜坐、益友清談、小酌半醺、澆花種竹、聽琴玩鶴、焚香煎茶、登城觀山、寓意弈棋。學學古人的「十樂」，收收我們的「七情」吧，別做林黛玉那樣的「鬱美人」，《紅樓夢》裡說黛玉每年春分秋分之後都犯咳嗽，就和她多愁善感的性格分不開，書中也寫到是「因平時鬱結所致」。肝氣不舒影響了脾胃運化，殃及到肺部，終成肺癆。

肝屬木，樹木到了春天，就蓬勃向上發展，肝也像樹一樣。得給這棵樹多澆水、灌注營養，它才有生機，才會迅速萌發枝葉，到了夏天就枝繁葉茂。如果水澆得不夠，那它就生發得不好，綠葉稀疏了。所以俗話說「春不養，夏易病」，如果春天沒有養好肝，肝陽沒有升發好的話，夏天就容易得腸胃疾病，比如腹瀉。

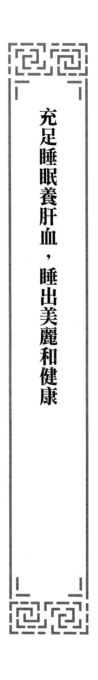

充足睡眠養肝血，睡出美麗和健康

提到精神病，大家都覺得是瘋子的代名詞，神智不正常，整日瘋瘋癲癲的，做一些出格的舉動，其實精神病還和肝有關。肝不好會得精神病？中醫認為這是有一定道理的，因為「肝藏魂」。何謂「肝藏魂」？「魂」是一種隨神氣往來的精神活動，寄居於血，肝藏血，所以魂也是藏在肝中的。我國民間有句俗話叫「菜花黃，癡子忙」。什麼時候菜花黃呢？春天。而春氣通肝，陽氣上升，這時候正是精神病的高發期。很多人肝不好，但極少有人真的得精神病，頂多心情容易抑鬱、脾氣容易暴躁、睡眠品質變差。其實肝不好就和睡眠大有關係，相信失眠、早醒是很多人的「通病」，反之也是如此，你的睡眠品質提高了，肝功能也會有所提高，所以養肝最基礎的一項，還是要好好睡覺。

好好睡覺，說得簡單，但你做得到嗎？大部分人不行。現代人都喜歡晚睡、熬夜，上上網、玩個遊戲，不知不覺就到了第二天。或者在工作日加班晚歸，休息日就大睡特睡。一旦感到自己身體變差了，就找來各種養生方法，想要好好補補身體。很多人覺得吃東西才是補，藥膳、按摩、針灸才是養生，其實不用那麼大費周章，睡眠就是最好的養生方法，就是大補，而且最補的就是我們的肝了，尤其對女性來講更是意義重大。

為什麼說睡好覺就養肝了呢？我們先來說說肝臟一個最主要的功能——藏血。肝藏血，不僅僅指血液儲存在肝裡，而是包括儲藏血液和調節血量兩個方面。血液儲藏在肝臟，要用的時候還得「拿」出來，人體各器官都需要血液，人的各種生理活動都需要血液，運動也需要血液，血液什麼時候「拿」出來，「拿」多點還是少點，誰拿多點誰拿少點，就是由肝臟管理的。同時也不能只往外拿，還要「藏得住」，什麼時候「藏」呢？就是睡覺的時候。所以《素問．五臟生成篇》裡說：「肝藏血，必行之，人動則血運於諸經，人靜則血歸於肝臟，肝主血海故也。」就是說當你躺下的時候，肝就把血藏起來了，養精蓄銳，等待活動的時候有血可用。人活動的時候血液運行於諸經，才能保證正常活動。所以經常熬夜的女性朋友要格外注意了，不睡覺使肝臟一直處在工作的狀態，不給它休整的時間，就會出現肝氣不舒、肝鬱氣滯等問題，所以平時不僅氣色不好，還容易發脾氣。

不少人患有失眠、多夢、早醒等睡眠問題，晚上睡不著，白天犯睏，其實都和肝功能下降有關。肝在五行中屬木，木曰曲直，能屈能伸，就是說你的肝好，那麼白天就能正常釋放氣血，晚上就能收斂，藏住氣血。肝不好的人呢，白天氣血無法好好釋放和調節，就昏昏沉沉的，總想睡覺，晚上又收斂不住，氣血沒法歸於肝臟，就會失眠多夢，或是睡眠不實，容易醒來。其實這都是肝臟發出的預警：女人啊，你該好好養肝了！

那麼我們應該怎樣睡覺呢？首先，丑時（淩晨一至三時）要進入熟睡狀態。丑時肝經當令，當令就是值班的意思，這個時間肝就要造血和藏血了，如果丑時還沒有入睡，血液還是「運於諸經」的狀態，怎麼可能藏得住血呢。所以要在丑時進入熟睡狀態，那就得在子時（十一時至淩晨一時）之前睡覺，所以古人講究睡「子午覺」，如果晚上沒睡好，第二天午時也要適當補一補覺。

其次，要保證睡眠時間，但並不是睡得越多越好，也不要死守著每天睡八個小時的定理，除了時間還要看睡眠品質好壞，以及睡眠程度的深淺。體弱的人可適當多睡一會兒。總之，要以自身情況而定，如果感覺睡得實，醒後頭腦清晰，全身舒適，精神煥發，那就說明睡得很好。很多女性朋友都知道要睡「美容覺」，最重要的兩點就是要保證睡眠時間和品質。再有，睡前做好潔膚工作，泡泡腳，聽些柔和的音樂，也都有助睡眠。不僅睡出健康來，還睡出美麗來。

第三，**春天要晚睡早起**。有人要問了，都說早睡早起身體好，為何要晚睡早起呢？其實這是順應春天的升發之氣。一到春天，晝夜長短就出現了變化，白天長晚上短，所以睡眠也應當晚上有所縮短，並適當延長白天的工作時間。民間就有「立春雨水到，早起晚睡覺」一說，春屬肝，順應春天的升發，就是對肝的保養，如果違反了這個規律，就會傷害到肝臟。

另外，**還要適量運動**。「人臥血歸於肝」，並不是說你老躺著就是養肝了，同時也要配合運動。「靜」的時間太久了，氣血就如同一潭死水，人就像一具生鏽的機器，各部分就運轉不靈了。所以也要適當讓氣血「動」起來，生命在於運動，尤其是春天，為了適應春天的升發之氣，女性朋友們不妨多出去踏青，採納自然之氣，讓身心融入自然中，不僅舒暢了身體，煩惱也沒了，還能趕走「春睏」。古人很重視四時的養生，《養老奉親書·春時攝養第九》中就寫到：「常擇和暖日，引侍尊親，於園亭樓閣虛敞之處，使放逸登眺，用攄滯懷，以暢生氣。」可比現代人悠然自得多了。

第十章

命好不如習慣好，養肝要拒絕壞習慣

「命好」一般是指出身較好、條件優越、根基扎實、受「老天爺」眷顧的人，可謂占盡「天時、地利、人和」諸因素。命好的人是有的，但相對較少，也非一成不變。俗話說：「三分天注定，七分靠打拼。」人若完全依賴「命好」，終究是靠不住的。若「命好」是先天決定，那「習慣」便是後天形成。習慣有更多的人為因素，習慣一旦形成，便有一種巨大的力量，即「習慣勢力」，會對人的一生產生積極或消極的影響。養肝也一樣，如果習慣不好，不管你怎麼養肝，終究會是竹籃子打水一場空。

吃也有講究，否則易傷肝

自古「王者以民為天，而民以食為天」，「天」比喻為人賴以生存的最重要的東西，可見，糧食對人民的重要性。秦朝滅亡時，劉邦與項羽爭霸，劉邦因為固守了敖倉（此城內有許多專門儲藏糧食的倉庫），改變了當時對自己不利的局勢，最終取得了勝利。「民以食為天」這個道理無論在哪個年代都不會過時，但是在現今這個社會，吃飽飯並不完全是人們的追求，人們更在乎的是如何透過吃可以讓身體更健康，活得更長久。

現在很多人都知道要想養腎就少吃鹹，多吃黑色食物，飲食上很有講究，而對於養肝來說也是同樣的道理，如果吃對了可以養肝，可如果吃錯了就會傷肝。那麼在生活中，我們應該謹防哪些食物呢？下面就給大家逐一列舉。

傷肝食物一：油膩食物。油是人們生活中不可缺少的脂肪，是人體必需的營養之一，適當攝取含脂肪的食物可以供給人體能量，維持人體正常的生理功能。但是如果食用過多，不僅會導致肥胖，還會傷肝。

油膩的食物吃多了，超過人體內代謝的能力，就會在體內釀生濕熱，聚濕成痰，而痰濁會淤積於肝，影響肝的功能，導致肝癖病，此病相當於西醫學所說的脂肪肝。前面的章節我們說過，肝臟就是人體的化工廠，脂肪分解後被小腸吸收進入了血液，最終會經血液循環系統被肝臟吸收，肝臟會對脂肪進行轉化和合成。如果脂肪攝入過度，就會給肝臟帶來負擔，甚至會誘發肝炎的發生。肝臟本不應該幹那麼多的活卻還是要幹，如果有一天幹不動了，難以分解的脂肪就會逐漸在肝細胞內堆積，導致脂肪肝，嚴重者會引發肝纖維化，繼而發展成肝硬化、肝癌。油膩食物可以說是肝臟的頭號大敵。

現在生活水準提高了，孩子也吃得越來越好，且基本都是獨生子女，想吃什麼家長就給什麼，我經常能在街上看見一些「小胖子」，那小胳膊小腿，都快比我壯實了，其實這對於孩子的肝臟健康是極其不利的，調查發現，目前脂肪肝的發病已漸趨低齡化。所以，這個問題不能忽視，平時要少吃油膩的食物和高脂肪的食物，例如肥肉、動物內臟、葵花籽、巧克力等。對於有肝病的患者，則最好是杜絕這些食物，多吃清淡的綠色食物。

有人說，我平時也注意這些，很少吃油膩的，可是每當逢年過節，或者是請客戶吃飯，這肥甘厚味總是避免不了的，這個時候要想護肝該怎麼辦呢？其實大家可以在飯後喝一杯濃茶以減少脂肪的攝入量，或者吃點木瓜幫助分解脂肪，或者吃山楂幫助消耗脂肪，這樣就可以讓肝臟少受一些脂肪的侵害了。對於有肝病的患者，則一定要多吃些清淡的食物。

傷肝食物二：加工食品。隨著生活水準的提高，現在各種琳琅滿目的食品也在增加，人們透過加工，把麵粉變成餅乾、麵包、速食麵，把肉變成肉乾、肉鬆、香腸，把水果、魚製成罐頭等，覺得這樣很好吃，但是常吃這些加工食品，對我們的肝臟而言，也存在著隱患。

加工類的食品由於要讓顧客感覺更好吃、更好看，所以會用很多食品添加劑，同時，為了讓保存的時間足夠長，還會放一些防腐劑，亞硝酸鹽就是常用的防腐劑之一，也是三大致癌物之一。當它們進入人體後，都需要肝臟來進行解毒、代謝，這無疑會加重肝臟的負擔，誘發肝損傷。此外，加工食品也多是高脂肪，高膽固醇的，同樣不利於肝臟的健康。

現在大街小巷都賣煮玉米，一走過，就能聞到香甜香甜的味道，很多人都知道玉米對身體是有利的，而且外面小攤上煮得又好吃，都愛買。其實，很多小販在煮玉米時加了「甜蜜素」，這是一種食品添加劑，屬於非營養型合成甜味劑，其甜度為蔗糖的三十倍，政府對它的適用範圍和用量是有著非常嚴格的規定的，如果濫用、超標使用，不僅損壞了玉米的營養成分，還會對人體的肝臟造成損害。在美國和加拿大等國家，甜蜜素都是被禁用的。所以，大家最好少吃小攤上賣的甜玉米，尤其是在不當令的冬季。

傷肝食物三：醃製食物。很多人喜歡吃醃製的食物，特別是東北人，醃酸菜不僅是他們手上的絕活，也是冬季主要的食物。但是酸菜、泡菜、臘肉或者鹹魚等這些醃製品，其中含有很多的硝酸鹽，大量食用後，腸道內的細菌可將硝酸鹽還原為亞硝酸鹽，後者可在胃內合成亞硝胺，這是一種強烈的化學致癌物，可誘發肝癌。特別是一些剛醃製的蔬菜不宜過早食用。此外，醃製食物在製作過程中，要加入大量的鹽，還會損傷腎臟，所以，一定要少吃。

傷肝食物四：高糖食品。提到高糖食品，不得不想到我們的傳統食品——蜜餞。

蜜餞也稱果脯，是以桃、李、杏、棗或冬瓜、生薑等果蔬為原料，用糖或者蜂蜜醃漬而成。北京和臺灣是蜜餞的主要產地，很多人來北京旅遊，都會大包小包的買一些蜜餞送給親戚朋友吃。但是高糖食品不僅會傷害牙齒，還會傷肝。這是因為體內多餘的糖會轉化為脂肪，而脂肪會加重肝臟的負擔，造成一定的肝損傷。現在市面上有很多糖果，五顏六色的，煞是好看，吸引很多小朋友，家長們一定要管住孩子，別讓他們大量的吃。此外，這些糖果中含有不少食用香精和色素，這些添加劑也會傷肝，應少吃為宜。

傷肝食物五：煙燻烘烤食物。很多食物經過煙燻烘烤之後，的確很香，那股焦香味吸引著很多人。夏天的時候，去郊遊、野炊，也是一件快事；或者三五成群來到大排檔，買一些燒烤，喝喝啤酒，也是美哉、快哉。但是大量的研究指出，食物經過煙燻火烤後，會產生大量的苯芘（致癌物質），吸煙時就含有這種致癌物質，會加重肝臟的負擔，所以，用高溫煙火燻烤出來的食品應少吃為宜。若是偶爾為之，可以配合吃一些新鮮蔬菜和水果，可以達到一定的防護作用。

傷肝食物六：黴變食物。日常生活中，有很多食物不易保存，容易發黴，例如大米、花生、玉米、糧食加工的糕點、饅頭等。這些食物發黴後會產生強烈毒性作用的黃麴毒素，也是一種致癌物，其毒性是砒霜的一百倍，對肝臟有極強的危害，且容易導致肝細胞受損、變性甚至壞死，繼而可能會導致或誘發肝癌的發生，因此應避免此類食物的食用和購買。

此外，很多商販為了省錢，會在食品裡添加劣質的回收廢棄餿水油，而餿水油之所以遭到人們的厭惡，其原因之一就是因為含有黃麴毒素，對肝臟的健康是一個極大的威脅。許多劣質餐盒和保鮮膜也會在遇熱後產生黃麴毒素，一定要慎用。

除了以上提及的這些食物外，還有一些食物不能隔夜吃，例如綠葉菜，隔夜吃也會產生亞硝酸鹽，而魚和海鮮隔夜後易產生蛋白質降解物，會損傷肝的功能。肝臟是人體的「化工廠」，在吃這方面我們一定要善待它，否則它會不聲不響地報復你，讓你毫無察覺，而當你察覺到的時候，可能就已經晚了。

吸菸不僅傷肺，也傷肝

吸菸對於現代人來說是非常普遍的，上至老人，下到青少年，不分男女，不分貴賤，可以說香菸已經成為了現代人的「伴侶」之一。有一句話叫「飯後一支菸，快樂似神仙」，吸菸的人在酒足飯飽後點燃一支香菸，在吞雲吐霧裡，真像到了仙境一般，而如果不抽就好似六神無主一樣。

其實，人類歷史在一個漫長的時間裡是不吸菸的。一四九二年，探險家哥倫布奉西班牙女王伊莎貝拉一世之命，率領三艘帆船橫渡大西洋，發現了美洲大陸，同時，也發現了印第安人有吸菸的習慣。他在《航海日誌》中寫道：「兩個西班牙基督徒在路上遇到許多進出村落的土著人，男男女女手裡都拿著一根燃燒的木棍和一些植物的葉子。他們用木棍點燃捲起來的植物葉子，用鼻孔吸取它冒出的煙霧。」而後，拉斯．卡薩斯神父補充道：「由於吸取這種煙霧，那些印第安人肉體麻木，甚至感到醉暈，他們便不覺得疲勞。」後來隨著探險家的船隊，菸草的種子和菸葉被帶到了西班牙和葡萄牙。在明朝萬曆年間，菸草經由菲律賓、印尼與越南、朝鮮等國傳入了中國。到了崇禎末年，吸菸之風就已經在中國盛行了。吸菸慢慢的變成了一種時尚，菸葉就像「妖草」一樣，似乎具有一種攝取人心的魔力，像洪水一樣氾濫起來，席捲了全球。

正如拉斯．卡薩斯神父所說的那樣，當人們開始吸上菸之後會感覺可以緩解疲勞，可以提神。清代的醫書上還說吸菸可以「辟瘴」、「祛寒」，甚至可以「療百疾」。沒錯，菸草雖是辛溫有毒之品，但如果用之得當，可作藥用。而現在吸菸的人，幾乎沒有用之得當的，可以說，吸菸對於身體健康是百害無一利的。

吸菸已經被世界衛生組織稱為是人類「第五種威脅」，前四種是戰爭、饑荒、瘟疫、污染。可見吸菸的危害性之大。吸菸最傷害的器官就是肺，「久服則肺焦」，肺開竅於鼻與喉相通，煙自鼻喉而入，煙中所含有的尼古丁等有害物質可以引發肺癌、肺氣腫病。其實，吸菸傷害的豈止是肺，也傷害我們的肝，增加患肝癌的機率。為什麼這麼說呢？

在前面的章節中，我們說過，肝臟就好比人體的「化工廠」，人體所吸收的各種物質的轉化、合成都是由肝臟完成的。肝臟也是人體最大的解毒器官，它的工作就是負責分解人體吸收的有毒物質，菸草產生的煙霧中含有上千種有害物質，這無疑增加了對肝臟的傷害。吸菸過多，肝臟就會「超支」，會「累垮」。我們可以想像，一個人本來幹不了那麼多的活，如果硬是幹下去，就會積勞成疾，肝臟也是一樣。再者，菸草之火易燻灼臟腑，影響臟腑的氣機，而肝主疏泄，具有保持全身氣機疏通暢達。通而不滯，散而不鬱的作用。肝疏泄功能正常，氣機才會條暢；反過來，若是臟腑氣機不調，那麼對肝的功能也會有影響。

吸菸者不僅傷害自己的肝臟，還會傷害其他人的肝臟。這是因為吸菸時產生的二手菸，會使許多人被動吸菸，特別是婦女和兒童。更重要的是，二手菸中所含的有毒物質並不比一手菸低，甚至有些有害物質遠遠高於一手菸，例如苯芘和一氧化碳。每年的五月三十一日是世界無菸日，緊接下來的六月一日就是兒童節，有人說為了我們的下一代，我們也要戒菸。的確，為了自己擁有一個健康的肝臟、健康的身體，為了自己的家人健康，為了家庭的幸福也要戒菸。

可是戒菸太難了！這是無數個吸菸者的心聲。對於一個真正吸菸的人來講，戒菸的確是一個大難題。有很多吸菸者是心理上對菸的需要，而不是生理上，所以很難戒掉。很多人會出現「屢抽屢戒，屢戒屢抽」的情況。

那麼，有什麼「秘訣」可以讓戒菸成功呢？法國總統戴高樂將軍總結戒菸的「秘訣」就是「不妥協」；而列寧在勸告紅軍同志戒菸時說過：「同志，你在戰場上能和敵人勇敢作戰，為什麼不能和吸菸鬥爭？」所以，我們戒菸的「秘訣」就是戰勝自己，自己與自己作鬥爭，不妥協。

現在有很多戒菸的方法可以幫助大家「不妥協」，例如電子菸戒菸、刷牙戒嚴法等。下面我從中醫的角度給大家推薦幾個戒菸的方法，可以參考一下。

方法一：耳壓法。在雙側耳穴，即神門、肺、內分泌及口穴，先用酒精棉球常規消毒，然後在各穴區用探針選取最痛點，黏貼橡皮膏固定。每當想吸菸時，以食指或拇指按揉各穴，從上至下，先神門、肺、口穴，後內分泌穴，每穴按揉一分鐘左右，雙側同時進行。按揉時用力至該穴稍痛為宜。五天更換一次，十五天為一個療程。

方法二：戒菸湯。取魚腥草三十克，地龍、遠志各十五克，藿香、薄荷、甘草各十克，人參五克，水煎服，每日一劑，分五次服用。

方法三：戒菸茶。取魚腥草二百五十克，水煎當茶飲，每日二劑，早晚各煎一劑。

方法四：戒菸糖。取藿香五十克，薄荷、甘草各三十克，調入葡萄糖粉二十克，白砂糖十五克，混合調勻製成軟糖狀備用，有菸癮時吃十至十五克即可。

方法五：戒菸酒。取魚腥草六十克，遠志、甘草各二十克，地龍、薄荷、藿香各十五克，切碎浸於一公斤三十至六十度的白酒中，然後加蓋密封半月後飲用，每次服十至十五毫升，每日五至十次。

其實，不管使用哪種方法，我們都應該認識到吸菸的危害：吸菸不僅傷肺，也傷肝，甚至傷害整個機體，還有可能導致家庭關係破裂，引起火災等。吸菸還浪費金錢，馬克思曾對拉法格說過：「《資本論》的稿酬甚至不夠付我吸的雪茄菸錢。」認識到了這些危害，就要樹立起戒菸的決心和信心，別對吸菸妥協。《鋼鐵是怎樣煉成的》一書中曾描寫到，有一次保爾．柯察金與同伴們一起談論戒菸的問題，別人認為他是吹牛，根本做不到，他說：「人應該支配習慣，而不能讓習慣支配人……」而後就把嘴裡的菸捲拿下來揉碎，並聲稱「我決不再抽菸了。」從此他果真戒了菸。現在的吸菸者也應該向保爾．柯察金那樣，下定決心，絕不妥協。

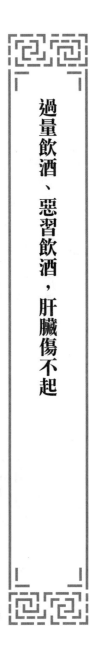

過量飲酒、惡習飲酒，肝臟傷不起

「對酒當歌，人生幾何？譬如朝露，去日苦多。慨當以慷，憂思難忘。何以解憂？唯有杜康。」這是曹操在赤壁之戰之前所作《短歌行》中的幾句。的確，人生短暫，如果想要建功立業卻還沒有成果怎麼會不憂愁呢？但是「何以解憂？唯有杜康」卻道出了酒可以解愁。這種思想可以說一直延續到了現在，很多人因為苦惱便會借酒澆愁，酒可以麻醉神經，喝醉了可以忘卻人世的痛苦、憂愁和煩惱，而到達自由的時空中盡情翱翔。

於是很多人感慨，酒真是個好東西啊！沒錯，酒是好東西，適量飲酒可以幫助人們宣通血脈，舒筋活絡，驅除寒冷。如李時珍《本草綱目》：「麵麴之酒，少飲則和血行氣，壯神禦寒。」酒還可以幫助詩人作詩，很多文人墨客都在酒醉時留下了千古流傳的佳作。杜甫所作的《飲中八仙歌》裡有這麼一句：「李白鬥酒詩百篇，長安市上酒家眠，天子呼來不上船，自稱臣是酒中仙。」意思是說，李白一喝酒就能作出很多詩篇來，在酒家睡著了，就連天子叫他上船他也不肯，還自稱是酒中的神仙。

現代很多人也學起李白了，想喝醉享受一下那飄飄欲仙的感覺。可是古人喝酒時情緒要達到最佳狀態，而且是講究時間的，如舊地故友，久別重逢之時，或者涼月好風，袂雨時雪之際。同時，古人喝酒也講究場合，如花前月下或者是泛舟湖上的露天場合，也可能是宅舍酒樓，總之一定要讓人感覺到幽雅、舒暢。但是現代人不論什麼時候，不管有事沒事，也不管是高興的事還是憂愁的事都想多喝酒。所謂無酒不成席，無酒不成事，酒可以幫助人們促成業務，於是很多人為了工作不得不喝酒，而且一喝就不會少。例如，在商業應酬中，為了拿訂單、簽合約、拉客戶，很多人只好喝酒，讓客戶喝高興了，事情自然就水到渠成了。

大家都知道，適量喝酒對人的健康有利，但是如果過量的話就會傷害身體，正如《養生要集》中所說的：「酒者，能益人，亦能損人，節其分劑而飲之，宣和百脈，消邪卻冷也，若升量轉久，飲之失度，體氣變弱，精神侵昏。」在人體中，五臟六腑皆逃不過過量飲酒所帶來的傷害，但是其中肝臟可以說是最受傷害的。

為什麼這麼說呢？眾所周知，酒裡面含有酒精，酒精本身是有毒性的，它既溶於水，又溶於油，一旦進入人體後，五分鐘便會進入血液。酒精首先會隨著血液到達肝臟，攝入人體內的酒精百分之九十五以上都要通過肝臟代謝。肝臟就像是一個人體有毒有害物質的「處理廠」，它要進行解毒、排毒，會把血液中的毒解掉，從而產生新的血液，以供人體的需求。所以，人如果飲酒過量，首當其衝受到傷害的就是肝。過量飲酒不僅增加肝臟的負擔，同時酒精還會損傷肝細胞，從而降低了肝臟的解毒能力，導致酒精性脂肪肝，如果不能及時治療，還可能轉化為肝硬化和肝癌。

肝癌是非常嚴重的疾病，一旦罹患，病人是九死一生的，而且病情發作快，死亡也快。很多人說及早發現，及早治療就行了，但是肝臟不像其他的臟器，有病了會用各種症狀來報告給主人一聲。肝臟是一個非常沉默的器官，有病了從來不喊一聲疼，這種特性導致我們往往忽略了肝臟的感受，致使肝病越來越嚴重，甚至癌變。所以肝病的可怕之處就在於病人並沒有特別顯著的症狀。

雖然是這樣，但是患者往往會表現出腹脹、胸口悶、食慾降低等症狀，這是因為酒精損傷肝臟後，影響了肝的「主疏泄」，不能有效促進消化吸收，所以會表現出這樣的症狀，而在大多數人看來，這些都是很平常的現象，自己買點藥就好了，可這樣會導致病情惡化，甚至喪命。

據統計，現在每年大約有三十萬人死於酒精性脂肪肝，而且，二十多歲的年輕人竟也被頻頻查出有脂肪肝和酒精肝，正常人如果每天攝入八十克酒精，喝十幾年，那麼百分之五十都會出現肝硬化。對此我們別無他法，只能少喝酒，世界衛生組織所定的安全飲用標準為「男性每天攝入酒精量不超過二十克，女性不超過十克。」而對於有肝病的人來說，一定要忌酒。

除了喝酒過量外，也有很多喝酒的惡習或者說是喝酒的錯誤做法，嚴重影響著肝臟的健康，所以，如果遇到非喝不可的情況下，一定要記得別再犯下面的這些錯誤。

錯誤一：空腹喝酒。中國有句古語，叫「空腹盛怒，切勿飲酒」，認為飲酒必佐佳餚。如果空腹喝酒，胃腸中沒有任何食物，那麼肝就屬於在沒有任何保護的情況下，酒精會被迅速吸收，使肝臟的受害程度加深。因此，飲酒時應佐以菜餚、水果。此外，飲食後也不宜飲酒。

錯誤二：喝酒時吸菸。喝酒時吸菸會更加傷害肝臟，這是因為香菸中有尼古丁，尼古丁可以減弱酒精對人體的作用，相當於酒精被尼古丁「麻醉」了，這樣人就會在不知不覺中增加了飲酒量，損傷肝臟。所以，千萬不可「一支菸，一杯酒，快樂似神仙。」

錯誤三：一口乾。在酒桌上常會聽別人勸酒時說：「是朋友就乾杯；沒乾杯就沒意思。」其實動不動就乾杯會加重肝臟短時間內承受酒精的負擔，而且也會不知不覺喝多了，導致飲酒過量。正確的飲法應該是輕酌慢飲，《呂氏春秋》說：「凡養生，……飲必小嚥，端直無戾。」

酒就像一個古靈精怪、變化多端的精靈，它雖纏綿如夢繞，卻也狠毒似惡魔；它雖柔軟如錦緞，卻也鋒利似鋼刀。但是它到底能變化出哪一門，完全取決於我們怎樣應用，如果肆意妄為，就會讓我們的肝臟備受摧殘，所以，大家切記，過量飲酒、惡習飲酒，會讓肝臟傷不起！

久視，久行，如此過勞易傷肝

《封神演義》中曾經提到過，商紂王手下有兩員大將，一個叫高明，一個叫高覺，這兩個人是棋盤山上的桃精和柳鬼，會很多妖術，高明可以眼觀千里，人稱千里眼；而高覺則可以耳聽八方，故名順風耳。商紂王把他們兩個差往前線，協助袁洪與周國的姜子牙作戰。結果，姜子牙每說一句話，都會被順風耳聽見；每做一件事，都會被千里眼看到。

當我看到這個故事時，我和旁邊的人說，這個千里眼的肝一定很好，要不怎麼會目光那麼敏銳呢？旁邊的人便說我，「你真是看什麼都能和中醫扯上關係，這個千里眼和肝又有什麼關係啊？」很多人可能會有和他一樣的疑問。其實這是因為「肝開竅於目」，也就是說肝的經脈上聯於目系，我們的眼睛之所以能看到物體，是有賴於肝的精血濡養的，同時也需要肝氣的疏泄。只有肝的精血循著肝經上注於目，才能使眼睛發揮視覺功能，所謂「目受血而能視」，就是這個道理。也正如《靈樞．脈度》中所說的那樣：「肝氣通於目，肝和則目能辨五色矣。」

所以，當我們在看書或者盯著電腦時，其實都是在消耗我們的肝血。那麼問題也就出來了，如果我們長久盯著書或者電腦，長久用眼的話，就會造成「五勞七傷」裡的「久視傷血」，就會使肝血的消耗過度。肝臟本是貯藏著極為豐富的血液，肝血充足，則雙目有神，視物清晰；如果肝血消耗過度，就會使肝血不足，眼睛就得不到充足的肝血來濡養，會出現兩目乾澀昏花，視物不清或者夜盲等症狀。也就是說，久視傷肝，肝血不足反過來又影響眼睛，如此便陷入了一個惡性循環中。

想一想現代的白領們，他們幾乎都是上午九點到公司，打開電腦，中間沖個咖啡或者去個廁所，然後直到中午十二點，下午依舊重複著上午的動作，久視是他們最大的特點，眼睛幾乎不離電腦，時間長了就會因為肝血消耗過度而感覺眼睛乾澀，視物不清。而老年人喜歡看報紙，久看也會出現這樣的狀況。久視傷肝往往容易被人們忽略，但卻會「積勞成疾」。那麼如何改善呢？下面我給大家提供一個方法，您不妨一試。

方法一：工作時間歇休息。如果一個人連續使用電腦六至八個小時，那麼應該每隔一至二小時休息一次，讓眼睛離開電腦，休息十至十五分鐘，最好是注視遠方目標，直到看清楚後再持續十幾秒鐘。也可以靜心閉目片刻，兩肘支撐在桌子邊沿，以兩掌輕捂雙眼，全身肌肉儘量放鬆。如果工作特別忙碌，可以利用接電話或者去洗手間的時間閉目，這樣可以達到既養眼又不至於長時間盯著螢幕傷肝血。

方法二：忙裡偷閒眨眨眼。眨眼本是一種不由自主的動作，但是由於它能使淚水均勻地濕潤角膜和結膜，可以濕潤眼球，同時眨眼動作可以使視網膜和眼肌得到暫時的休息，所以我們可以忙裡偷閒有意識地眨眨眼，緩解眼睛的乾澀、不舒服、刺痛等，還可以讓眼睛得到休息，不至於久視太傷肝。

方法三：眼部按摩。首先取穴位，正視前方，以眼球為中心，將眼睛畫十字，十字正上方眉中央是魚腰穴，十字下方眼下凹陷處是四白穴，十字內側是眼內角為睛明穴，十字外側魚尾眼外角是瞳子髎。可以間歇時閉眼或者伏案時閉眼，按揉這四個穴位，直至酸脹，以加速眼周的血液循環，放鬆眼部肌肉。

總之一個原則，那就是要讓眼睛得到休息，不要長久盯著書或者電腦螢幕。否則會暗耗肝血。有人說，我肯定不會久視傷肝，我總是在外面參加體育運動，鍛煉身

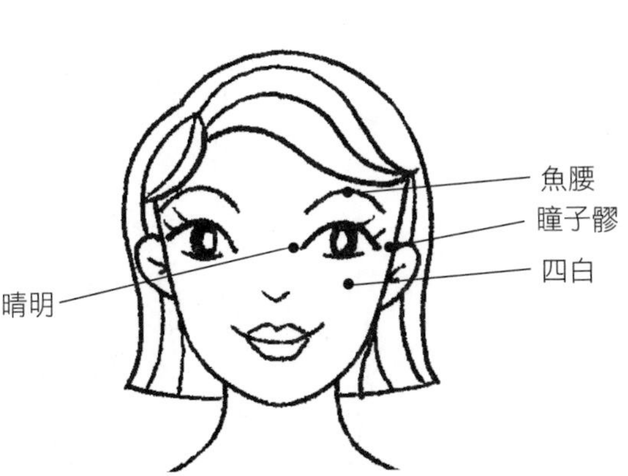

睛明穴、魚腰穴、瞳子髎、四白穴

體。沒錯，參加體育鍛煉和勞動的確對身體健康有好處，但是如果超過機體的耐受能力，也會由於過勞而傷肝，例如久行。

「久行傷筋」，這也是「五勞七傷」之一，從字面意義很好理解，走路走多了，肌肉、骨骼、關節，包括筋都會受到損害，筋又連著關節和肌肉，受損傷就更加嚴重。那麼為什麼說久行會傷肝呢？其實這還與肝藏血有關。行走是需要消耗氣血的，長時間行走，氣血消耗得就比較多，而肝藏血，所以肝會有所損傷。再者，肝主筋，也就是說人全身的筋膜有賴於肝血的滋養，肝血充盈，筋力才能都強健。如果久行的話，就會耗損肝血，反過來也傷筋，這與久視傷肝的道理是一樣的。

很多老年人喜歡步行鍛煉身體，其實老年人本來就氣血不足，筋的功能也不如年輕人，肝臟也不如年輕人強壯，如果長時間的步行肯定是要傷筋傷肝的。而年輕人喜歡出去遊玩、逛街，對稍微上了一點年紀的人，逛了一天街就會感覺大腿筋疼。其實這也是久行傷筋的表現。所以，對於久行傷筋傷肝，我們的原則就是儘量避免久行，如果避免不了，就要做適當的歇息。

《黃帝內經．素問》中曾提出「春夏秋冬，四時陰陽，生病起於過用，此為常也。」沒錯，我們很多病都是因為「過用」引起的，例如氣候過度會致病，五味過用會致病，情志過用會致病等，所以生活中，我們不僅僅要注意「久視傷血」和「久行傷筋」，要保護肝臟，其他方面也要注意，做什麼都別超過了常度，別違反事物固有的正常規律。這樣才能享受事物積極的一面，為我所用，享受健康。

七情鬱結，愛發怒傷肝

前一陣子非常流行一部電視劇《步步驚心》，劇中的現代白領張曉穿越到了大清朝，成為了瑪爾泰家的二小姐若曦。我也沒有抵擋住這股強烈的「穿越風」，便跟著孩子們看了看。劇中的若曦本是一個活潑開朗的女子，可是在那深宮大院中生活了數十載，與眾阿哥們的情感糾葛，以及對於皇宮中所發生的種種事的無奈與無助，讓她變得沉默謹慎，最後因為內心的焦慮、憂思、內疚等情感，在「日日盼君至」的日子中離去了。

或許是因為做中醫的緣故，我不管是看什麼，總要和中醫扯上點兒關係，這就是大家所說的職業病吧。在我看來，劇中的若曦之所以有這樣的結局，很大一部分原因是因為她情志不舒，有揮之不去的難解情結，也可以說是七情鬱結。七情過激或過久是要損傷內臟的，而女性最在乎的肝臟難免就會受苦，不僅生氣傷肝，其他的情志也會傷肝。

為什麼這麼說呢？我們先來瞭解一下什麼是七情。或許有人說，七情誰不知道呢？就是「七情六欲」裡的「七情」，可是如果讓大家再說具體一點，估計就沒有幾個人能說全了。七情是人的情志活動的統稱，具體包括喜、怒、憂、思、悲、恐、驚七種，是人對客觀事物或現象所作出的情志情緒反應，屬於正常的精神活動。通常情緒的波動一般不會危害人的健康，但是如果過於劇烈或者突然，或者持續的時間較長，超過了人體生理活動所能調節的範圍，那麼就會引起體內陰陽失調，氣血運行紊亂，導致疾病產生，即七情致病。

有人可能會問，為什麼七情致病損傷的是內臟呢？這是因為，人的情志活動必須以五臟精氣作為物質基礎，而不同的情志變化又會對各個內臟有不同的影響。中醫把七情分屬於五臟，具體的規律是：怒為肝之志，喜為心之志，悲（憂）為肺之志，思為脾之志，恐（驚）為腎之志。七情致病、損傷內臟是有一定的特點的，它們不同於六淫外邪，外邪侵襲人體，會從皮膚或者口、鼻等侵入，七情致病是內傷，直接影響相應的內臟，即反傷本臟。也就是「怒傷肝」、「喜傷心」、「思傷脾」、「悲

（憂）傷肺」、「恐（驚）傷腎」。

所以，我們經常聽見有人說「氣得我肝疼」，其實這就是因為生氣過度，損傷了肝臟，那麼肝疼就不足為奇了。我們還會發現發怒的這個人外在會表現為面紅耳赤，甚至有的人表現為嘔血，昏厥猝倒。《紅樓夢》中擁有詠絮之才的林黛玉，寄人籬下的處境塑造了她敏感的性格，曹雪芹形容她「心較比干多一竅」。一日黛玉臥病在床，聽到園子裡的老婆子在罵人，這老婆實則是在罵她的外孫女兒，可是黛玉卻認為是在罵自己，竟然氣得昏厥過去。

那麼為什麼人發怒過度會有這樣的反應呢？中醫認為，七情致病傷及內臟，主要是影響臟腑的氣機，使臟腑氣機升降失常，氣血運行紊亂。而怒這種情志影響臟腑的氣機為「氣上」，即「怒則氣上」。過度的憤怒會使肝氣橫逆上沖，血隨氣逆向而行，兩者一起向上走，所以就會表現為氣逆、面紅耳赤、嘔血、昏厥等症狀。

七情致病雖然反傷本臟，但是一種情志也可以傷及多臟。例如，恐傷腎，而肝腎同源，肝藏血，腎藏精，精血是互相滋生和轉化的，腎虛也易導致肝虛。此外，多種情志也會同傷一個內臟。肝臟的疏泄功能可以調暢情志，關係著機體全身氣機的運轉，所以，七情致病導致臟腑氣機紊亂，必然會影響到肝的疏泄功能發生太過或不及，影響了肝的功能。所以我們說，不只是愛發怒傷肝，其他的情志過激也會傷肝。

再者，中醫上有句話叫「肝喜調達，而惡抑鬱」。「調達」就是指舒展、通暢，也就是說肝臟喜歡通暢，而最討厭的就是鬱悶壓抑，而怒憂思悲恐皆可形成抑鬱。很多女性有心結、多愁善感、小心眼、生悶氣、愛鑽牛角尖，這些對於肝臟的疏泄功能來說都是不利的，使肝臟不能舒展，因而感到憋屈難受。林黛玉由於環境的壓迫和自我封建意識的束縛，很多事情就算是對同生共命的紫鵑，甚至是對知音賈寶玉，也羞於啟齒，自己悶在心裡，煎熬著。其實這樣是最傷肝的。

現在的社會，生活節奏快，工作壓力大，人際關係緊張，五臟中肝臟也是受影響最大的。為了生活，很多情感我們是不能隨意發洩的，只能悶在心裡。特別是一些女強人，心高氣盛，敢與男人一決雌雄，不甘落後，很多感情會壓抑下來，或者怒不可遏地爆發出來，這樣的情緒是非常傷肝的，從而導致一系列的疾病，例如月經不調、乳腺增生、子宮肌瘤、色斑、脂肪肝等。

那麼我們要怎樣改善這種情況呢？李鵬飛在《三元延壽參贊書．地元之壽起居有常者得之》中提出「人之七情內起，正性顛倒，以致大疾纏身，誠非藥石所能治療。蓋藥能治五行生剋之色身，不能治無形之七情，能治七情所傷之氣血，不能治七情忽起忽滅，動靜無端之變幻。」可見，普通的藥石可以作為輔助治療，但最關鍵的還是心藥，我們要學會調節自己的情志。

方法一：情緒釋放法。很多女孩子喜歡生悶氣，很多情緒積鬱日久，這是極其傷肝的，不如發洩出來好，可以找個適當的時機，或痛哭一場，或大喊幾聲，很多人喜歡在登山之後或者看到大海就大喊，其實這樣就可以把一直以來的鬱悶發洩出去，哭完、喊完，你會覺得心情特別舒暢。

方法二：情緒轉移法。有了不良情緒，應多與人交流，不要自尋煩惱，死鑽牛角尖。我們可以找人談心、聽音樂、看書、看喜劇、出去遊玩，平時也可以培養興趣，例如下棋、彈琴、畫畫等，透過做這些事可以轉移自己的情緒。吳師機在《理瀹駢文》中說道：「七情之病者，看書解悶，聽曲消愁，有勝於服藥者矣。」

方法三：藥物輔助法。很多時候，即使我們嘗試了以上兩種方法，可是作用還是微小，這可能是由於長期的肝氣不舒，這時可以借助一些中藥，經過中醫辯證後服用，順利的疏肝理氣，使肝氣調達。例如，很多更年期的女性會服用逍遙丸。

其實，很重要的一點是我們要培養自己豁達的心境，正如《三國演義》中的那首歌「是非成敗轉頭空，青山依舊在，幾度夕陽紅」，想一想，世界萬物最終都歸於空，雖然我們做不到無欲無求，但是至少可以不去計較那些得失，不讓它們過於影響自己的情緒，只有良好的心態才會讓我們心情舒暢，身體健康，享受美好人生。

八正文化好書推薦

健康・養生

人生立命，全在腎陽，養足腎陽千年壽

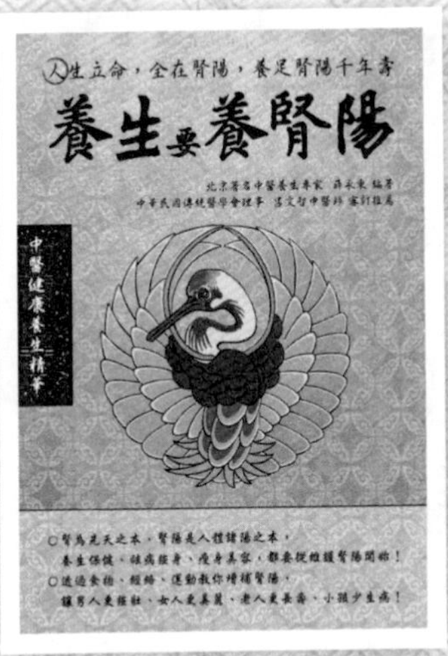

養生要養腎陽

北京著名中醫養生專家　薛永東／著

中華民國傳統醫學會理事　呂文智中醫師／審訂推薦

作者以深厚的學養和數十年行醫經驗，為現代人解釋何謂腎陽、腎陽之於人體的重要性，詳述腎陽與腎陰、腎陽與五臟六腑的關係，並搭配實際診療案例，說明日常生活中如何透過食物的調養、情緒的撫慰、經絡的按摩以及簡單的運動，輕輕鬆鬆達到補腎養陽、青春健康及延年益壽的效果！

◎現代男女都要看的補腎書！

別笑！女人也有「腎虛」的問題！皮膚乾澀、頭髮毛躁、痘痘、眼泡、黑眼圈和惱人的肥胖問題，很可能都是腎虛引起的！

男性朋友，請正視「補腎」的需要！補腎不等於壯陽！現代男性工作壓力大，容易造成夜尿頻多、精神倦怠、腰酸腿軟、失眠健忘、胸悶氣短或記憶力衰退等「腎虛」症狀。

◎超實用日常生活補腎法搶先看！

★ 養腎食譜：提供多道美味食譜，從每天的飲食中滋養腎陽！

★ 益腎茶飲：建議多種茶飲及甜品，在辦公室中也能輕鬆補腎！

★ 強腎運動：簡單易做的溫腎運動及功法，強身健體不生病！

★ 補腎按摩：透過經絡穴道的按摩，空閒時間隨時補腎兼去脂！

歡迎進入 Facebook：「養生要養腎陽」
一同分享養生之道

國家圖書館出版品預行編目資料

男人養腎　女人養肝／胡維勤著. -- 一版.
-- 臺北市：八正文化, 2014.12
面；　　公分

ISBN 978-986-89776-6-2（平裝）

1. 中醫　2. 腎臟　3. 肝臟　4. 養生

413.345　　103019174

男人養腎　女人養肝

定價：380

作　　者	胡維勤
封面設計	八正文化編輯部
版　　次	2014 年 12 月一版一刷
發 行 人	陳昭川
出 版 社	八正文化有限公司 108 台北市萬大路 27 號 2 樓 TEL/ (02) 2336-1496 FAX/ (02) 2336-1493
登 記 證	北市商一字第 09500756 號
總 經 銷	創智文化有限公司 23674 新北市土城區忠承路 89 號 6 樓 TEL/ (02) 2268-3489 FAX/ (02) 2269-6560

歡迎進入～

八正文化　網站：**http://www.oct-a.com.tw**

八正文化站落格：**http://octa1113.pixnet.net/blog**

本書如有缺頁、破損、倒裝，敬請寄回更換。